妇产科疑难病例分析

王雅莉　主编

汕頭大學出版社

图书在版编目（CIP）数据

妇产科疑难病例分析 / 王雅莉主编. -- 汕头 ： 汕
头大学出版社，2020.12
ISBN 978-7-5658-4228-3

Ⅰ．①妇… Ⅱ．①王… Ⅲ．①妇产科病－疑难病－病
案 Ⅳ．①R71

中国版本图书馆CIP数据核字（2020）第261320号

妇产科疑难病例分析

FUCHANKE YINAN BINGLI FENXI

主　　编:	王雅莉
责任编辑:	胡开祥
责任技编:	黄东生
封面设计:	钟晓图
出版发行:	汕头大学出版社
	广东省汕头市大学路 243 号汕头大学校园内　邮政编码: 515063
电　　话:	0754-82904613
印　　刷:	廊坊市海涛印刷有限公司
开　　本:	710 mm×1000 mm　1/16
印　　张:	8.25
字　　数:	150 千字
版　　次:	2020 年 12 月第 1 版
印　　次:	2025 年 1 月第 1 次印刷
定　　价:	58.00 元

ISBN 978-7-5658-4228-3

前　言

　　为了便于医生在临床工作中更好地加强理论与实践的联系，本书以产科常见的病例为引子，选用医生自己医治的典型病例，在真实性、实用性、科学性的基础上，从病例介绍、检查、诊断思维、治疗、病例讨论与分析等几个方面分别详细阐述。

　　本书旨在通过典型的疑难病例，用层层分析的方法，做广泛深入地讨论，并将与之相关的临床和基础问题进行横向联系，理论与实际相结合，使年轻医生和医学生能从中学习到临床逻辑思维方法，使读者领悟正确诊断及治疗结果的由来，提高分析判断的能力。

　　本书具体内容包括：第一章胎儿异常与多胎妊娠；第二章胎儿附属物异常；第三章正常分娩；第四章异常分娩。

　　在本书编写过程中，我们参阅了许多专家、学者的论著及教材，在此一并致以诚挚的谢意。由于由于时间仓促，不足之处在所难免，诚望各位专家学者批评指正，以便以后修正。

作　者

2020 年 5 月

目　录

第一章 胎儿异常与多胎妊娠

妊娠期由于孕妇营养不良或过度，或因遗传、合并其他疾病、感染等因素，可引起胎儿发育异常（包括胎儿生长受限或巨大胎儿），胎儿结构异常或染色体异常，甚至胎死宫内。双（多）胎妊娠母胎并发症多，属于高危妊娠，孕期需加强监护。双胎的预后取决于绒毛膜性，单绒毛膜双胎由于胎盘之间存在血管吻合，胎儿并发症的发生概率较高。

第一节 出生缺陷

出生缺陷指胚胎或胎儿在发育过程中所发生的结构或功能代谢的异常。我国出生缺陷的总发生率约 5.6%。出生缺陷的一级预防是在孕前通过婚检、孕前健康检查、科普教育和采取干预措施进行预防；二级预防是在孕期通过超声检查、或通过采集母儿样本进行产前筛查和产前诊断；三级预防是在出生后对新生儿进行早筛查、早治疗、早康复，减慢或延缓有出生缺陷患儿的疾病进展，减少患儿不可逆的身体及神经系统损伤的发生。根据原卫生部 2002 年颁布的《产前诊断技术管理办法》，妊娠 16～24 周应诊断的致命畸形包括无脑儿、脑膨出、开放性脊柱裂、严重的胸腹壁缺损伴内脏外翻、单腔心、致死性软骨发育不全等。超声筛查出以上严重的出生缺陷时建议孕妇到有产前诊断资格的医院进一步明确诊断。

一、无脑儿

无脑儿是严重的出生缺陷胎儿中最常见的一种，系前神经孔闭合失败所致，是神经管缺陷中最严重的一种类型。女胎比男胎多 4 倍，由于缺少颅盖骨，眼球突出呈"蛙样"面容，颈项短，无大脑，仅见颅底或颅底部分脑组织，不可能存活。若伴羊水过多常早产，不伴羊水过多常过期产。无脑儿有两种类型，一种是脑组织变性坏死突出颅外，另一种是脑组织未发育。

【诊断】

超声检查诊断准确率高。妊娠14周后，超声检查见不到圆形颅骨光环，头端有不规则"瘤结"。腹部扪诊时，胎头较小。肛门检查和阴道检查时可扪及凹凸不平的颅底部。无脑儿应与面先露、小头畸形、脑脊膜膨出相区别。无脑儿由于吞咽羊水减少，常伴有羊水过多。

【处理】

无脑儿为严重的致死性出生缺陷，一经确诊应引产。

二、脊柱裂

脊柱裂属脊椎管部分未完全闭合的状态，也是神经管缺陷中最常见的一种，发生率有明显的地域和种族差别。

脊柱在妊娠8～9周开始骨化，如两半椎体不融合则形成脊柱裂，多发生在胸腰段。脊柱裂有3种：①脊椎管缺损，多位于腰骶部，外面有皮肤覆盖，称为隐性脊柱裂，脊髓和脊神经多正常，无神经系统症状；②两个脊椎骨缺损，脊膜可从椎间孔突出，表面可见皮肤包着的囊，囊大时可含脊膜、脊髓及神经，称为脊髓脊膜膨出，多有神经系统症状；③形成脊髓部分的神经管缺失，停留在神经褶和神经沟阶段，称为脊髓裂，同时合并脊柱裂。

【诊断】

隐性脊柱裂在产前超声检查中常难发现。较大的脊柱裂产前超声检查易发现，妊娠18～20周是发现的最佳时机，由于超声检查的诊断敏感性较高，单独筛查脊柱裂可获得满意的筛查效益。超声检查探及某段脊柱两行强回声的间距变宽，或形成角度呈 V 或 W 形，脊柱短小、不完整、不规则弯曲，或伴有不规则的囊性膨出物。

开放性脊柱裂胎儿的母血及羊水甲胎蛋白都高于正常，80%脊柱裂胎儿的母体血清 AFP 高于 2.5MoM。

【处理】

无症状的隐性脊柱裂无需治疗，未经治疗的显性脊柱裂患儿的死亡率及病残率均较高，部分显性脊柱裂可通过开放性手术治疗改善预后。若诊断脊柱裂继续妊娠至分娩，每一例都应该与经验丰富的产科、神经外科和新生儿科专家进行会诊咨询。

三、脑积水和水脑

脑积水是脑脊液过多（500～3000ml）地蓄积于脑室系统内，致脑室系统扩张和压力升高，常压迫正常脑组织。脑积水常伴有脊柱裂、足内翻等畸形。水脑指双侧大脑半球缺失，颅内充满了脑脊液。严重的脑积水及水脑可致梗阻性难产、子宫破裂、生殖道瘘等，对母亲有严重危害。

【诊断】

在耻骨联合上方触到宽大、骨质薄软、有弹性的胎头，且大于胎体并高浮，跨耻征阳性。阴道检查盆腔空虚，胎先露部过高，颅缝宽，颅骨软而薄，囟门大且紧张，胎头有如乒乓球感觉。

严重的脑积水及水脑产前超声检查容易发现：妊娠 20 周后，颅内大部分被液性暗区占据，中线漂动，脑组织受压变薄，胎头周径明显大于腹周径，应考虑为脑积水。水脑的典型超声检查表现是头颅呈一巨大的无回声区，内无大脑组织及脑中线回声。

【处理】

脑积水的预后主要取决于病因及有无基因突变和合并的其他结构异常。轻度脑积水大部分无神经功能缺陷，严重脑积水产生神经功能缺陷的概率增高。有生机儿前诊断严重脑积水及水脑，应建议引产，处理过程应以产妇免受伤害为原则。头先露，宫口扩张 3cm 时行颅内穿刺放液，或临产前超声检查监视下经腹行脑室穿刺放液，缩小胎头娩出胎儿。

四、单心房单心室

单心房单心室是一种严重的先天性心脏发育异常，预后不良。在超声检查声像图仅见一个心房、一个房室瓣及一个心室。在有生机儿前诊断单心房单心室畸形，应建议终止妊娠。

五、腹壁裂

腹壁裂是一侧前腹壁全层缺损所致。在产前超声检查中，可见胎儿腹腔空虚，胃、肠等内脏器官漂浮在羊水中，表面无膜覆盖。随着小儿外科手术技术的提高，未合并其他结构异常、非遗传因素引起的孤立性腹壁裂的患儿存活率>90%，但腹裂伴肝脏突出者，死亡率有所上升。

腹壁裂继续妊娠者，孕期应严密随访羊水量、胎儿有无肠梗阻表现及胎儿生长发育情况。建议由胎儿医学专家、遗传医师、小儿外科医师、产科医师多学科会诊，制定产前产后的一体化管理策略，评估是否可能进行产房手术、是否合并畸形，并及时转诊，尽早手术。

六、致死性侏儒

致死性侏儒是一种最常见的致死性骨骼发育不良疾病，表现为长骨极短且弯曲、窄胸、头颅相对较大、腹膨隆，多伴有羊水过多。超声检查可见胎儿长骨呈"电话听筒"样表现，尤以股骨和肱骨更为明显。本病的死因与胸腔极度狭窄致肺发育不良、心肺衰竭有关。目前已证实致死性侏儒由基因突变引起，确诊依据基因检测。该病为散发性疾病，再发风险极低。一旦发现为致死性侏儒，应尽早终止妊娠。

第二节　胎儿生长受限

出生体重低于同胎龄体重第 10 百分位数的新生儿称为小于孕龄儿（small for gestation age，SGA）。并非所有出生体重小于同孕龄体重第 10 百分位数者均为病理性的生长受限。SGA 包含了健康小样儿，这部分 SGA 除了体重及体格发育较小外，各器官可无结构异常及功能障碍，无宫内缺氧表现。

胎儿生长受限（fetal growth restriction，FGR；intrauterine growth retardation，IUGR）指胎儿应有的生长潜力受损，估测的胎儿体重小于同孕龄第 10 百分位的 SGA。对部分胎儿的体重经估测达到同孕龄的第 10 百分位，但胎儿有生长潜力受损，不良妊娠结局的风险增加，可按照胎儿生长受限进行管理。严重的 FGR（severeFGR）指估测的胎儿体重小于同孕龄第 3 百分位。

低出生体重儿指足月胎儿出生时的体重小于 2500g。

【病因】

影响胎儿生长的因素，包括母亲营养供应、胎盘转运和胎儿遗传潜能等，病因复杂。主要危险因素有：

（一）母体因素

1. 营养因素

孕妇偏食、妊娠剧吐以及摄入蛋白质、维生素及微量元素不足，胎儿出生体重与母体血糖水平呈正相关。

2. 妊娠并发症与合并症

妊娠并发症如妊娠期高血压疾病、多胎妊娠、胎盘早剥、过期妊娠、妊娠期肝内胆汁淤积症等，妊娠合并症如心脏病、肾炎、贫血、抗磷脂抗体综合征、甲状腺功能亢进、自身免疫性疾病等，均可使胎盘血流量减少，灌注下降。

3. 其他

孕妇年龄、地区、体重、身高、经济状况、子宫发育畸形、吸烟、吸毒、酗酒、宫内感染、母体接触放射线或有毒物质、孕期应用苯妥英钠、华法林等。

(二) 胎儿因素

生长激素、胰岛素样生长因子、瘦素等调节胎儿生长的物质在脐血中降低，可能会影响胎儿内分泌和代谢。胎儿基因或染色体异常、结构异常等。

(三) 胎盘因素

帆状胎盘、轮廓状胎盘、副叶胎盘、小胎盘等胎盘各种病变导致子宫胎盘血流量减少，胎儿血供不足。

(四) 脐带因素

单脐动脉、脐带过长、脐带过细 (尤其近脐带根部过细)、脐带扭转、脐带打结等。

【分类及临床表现】

胎儿发育分三阶段。第一阶段 (妊娠 17 周之前)：主要是细胞增殖，所有器官的细胞数目均增加。第二阶段 (妊娠 17～32 周)：细胞继续增殖并增大。第三阶段 (妊娠 32 周之后)：细胞增生肥大为其主要特征，胎儿突出表现为糖原和脂肪沉积。胎儿生长受限根据其发生时间、胎儿体重以及病因分为 3 类：

(一) 内因性均称型 FGR

一般发生在胎儿发育的第一阶段，因胎儿在体重、头围和身长三方面均受限，头围与腹围均小，故称均称型。其病因包括基因或染色体异常、病毒感染、接触放射性物质及其他有毒物质。

（二）外因性不均称型 FGR

胚胎早期发育正常，至妊娠晚期才受到有害因素影响，如妊娠期高血压疾病等所致的慢性胎盘功能不全。

（三）外因性均称型 FGR

为上述两型的混合型。其病因有母儿双方因素，多因缺乏重要生长因素，如叶酸、氨基酸、微量元素或有害药物影响所致，在整个妊娠期间均产生影响。

【诊断】

FGR 的准确诊断，应基于准确核对孕周，包括核实母亲月经史、相关的辅助生殖技术的信息，以及早孕或中孕早期的超声检查。根据各项衡量胎儿生长发育指标及其动态情况，结合子宫胎盘的灌注情况及孕妇的产前检查结果，尽早诊断 FGR。

（一）临床指标

测量子宫底高度，推测胎儿大小，简单易行，可用于低危人群的筛查。子宫底高度连续 3 周测量均在第 10 百分位数以下者，为筛选 FGR 指标，预测准确率达 13%～86%。妊娠 26 周后宫高测量值低于对应标准 3cm 以上，应疑诊 FGR；宫高低于对应标准 4cm 以上，应高度怀疑 FGR。

（二）辅助检查

1. 超声监测胎儿生长

①测量胎儿头围、腹围和股骨，并根据本地区个性化的胎儿生长曲线估测胎儿体重（estimated fetal weight，EFW）。估计胎儿体重低于对应孕周胎儿体重的第 10 百分位数以下或胎儿腹围（abdominal circumference，AC）小于对应孕周腹围的第 10 百分位数以下，需考虑 FGR，至少间隔 2 周复查 1 次，减少 FGR 诊断

的假阳性。②腹围/头围比值（AC/HC）：比值小于正常同孕周平均值的第 10 百分位数，有助于估算不均称型 FGR。③羊水量与胎盘成熟度：需注意胎盘形态、脐带插入点、最大羊水深度及羊水指数。④筛查超声遗传标记物：推荐所有的FGR 进行详细的胎儿解剖结构检查，评估有无出生缺陷。

2. 彩色多普勒超声检查脐动脉血流

所有超声估计体重或胎儿腹围测量低于正常第 10 百分位数以下的胎儿都需进行脐动脉多普勒血流检测，了解子宫胎盘灌注情况。

3. 抗心磷脂抗体（ACA）的测定

研究表明抗心磷脂抗体（ACA）与部分 FGR 的发生有关。

【处理】

（一）寻找病因

对临床怀疑 FGR 孕妇应尽可能找出可能的致病原因。及早发现、监测有无合并妊娠期高血压疾病。行 TORCH 感染检查、抗磷脂抗体测定。吸烟孕妇戒烟。超声检查排除胎儿结构异常，必要时采用介入性产前诊断技术进行胎儿染色体核型分析、基因芯片、二代测序等细胞及分子遗传学检测。

（二）治疗

FGR 的治疗原则是：积极寻找病因、改善胎盘循环、加强胎儿监测、适时终止妊娠。

1. 一般治疗

目前缺乏充分的证据支持卧床休息、常规吸氧、增加饮食对治疗 FGR 有效。

2. 药物治疗

尚未证实补充孕激素、静脉补充营养和注射低分子肝素对治疗 FGR 有效。

3. 胎儿健康状况（fetalwell-being）监测

FGR 一经诊断即应开始严密监测。理想的 FGR 监测方案是综合应用超声多普勒血流、羊水量、胎心监护、生物物理评分和胎儿生长监测方法，全面评估监测 FGR 胎儿。监测应从确诊为 FGR 开始，每 2～3 周评估胎儿生长发育。在多普勒血流正常的胎儿中，只要监护结果可靠，监护的频率通常为每周 1 次。如果多普勒血流发现异常，需要更加严密监护，可考虑增加大脑中动脉及静脉导管血流监测，每周 2 次 NST 或 BPP，随着胎盘功能减退，脐动脉多普勒血流可表现为 S/D 比值升高、舒张末期血流缺失或倒置。若出现舒张末期血流倒置和静脉导管反向"a"波，围产儿死亡率高，预后差。

（三）产科处理

1. 继续妊娠指征

胎儿状况良好，胎盘功能正常，妊娠未足月、孕妇无合并症及并发症者，可以在密切监护下妊娠至 38～39 周，但不应超过预产期。

2. 终止妊娠指征

必须综合考虑 FGR 的病因、监测指标异常情况、孕周和新生儿重症监护的技术水平。

FGR 出现单次胎儿多普勒血流异常不宜立即终止妊娠，应严密随访。若出现脐动脉舒张末期血流消失，可期待至 ≥34 周终止妊娠；出现脐动脉舒张末期血流倒置，则考虑期待至 ≥32 周终止妊娠。若 32 周前出现脐动脉舒张末期血流缺失或倒置，合并静脉导管血流异常，综合考虑孕周、新生儿重症监护水平，完成促胎肺成熟后，可考虑终止妊娠。

孕周未达 32 周者，应使用硫酸镁保护胎儿神经系统。若孕周未达 35 周者，应促胎肺成熟后再终止妊娠，如果新生儿重症监护技术水平不足，应鼓励宫内转运。

3. 分娩方式选择

FGR 胎儿对缺氧耐受力差，胎儿胎盘贮备不足，难以耐受分娩过程中子宫收缩时的缺氧状态，应适当放宽剖宫产指征。①阴道分娩：FGR 孕妇自然临产后，应尽快入院，加强胎心监护。排除阴道分娩禁忌证，根据胎儿情况、宫颈成熟度及羊水量，决定是否引产及引产方式。②剖宫产：单纯的 FGR 并非剖宫产指征。胎儿病情危重，产道条件欠佳，或有其他剖宫产指征，应行剖宫产结束分娩。

（四）预防

对于既往有 FGR 和子痫前期病史的孕妇，建议从孕 12～16 周开始应用低剂量阿司匹林至 36 周，可以降低再次发生 FGR 的风险。存在≥2 项高危因素的孕妇，也可建议于妊娠早期开始服用小剂量阿司匹林进行预防，其中高危因素包括：肥胖、年龄>40 岁、孕前高血压、孕前糖尿病（1 型或 2 型）、辅助生殖技术受孕史、多胎妊娠、胎盘早剥病史、胎盘梗死病史。因母体因素引起的 FGR，应积极治疗原发病，如戒除烟酒、毒品等，使 FGR 风险降到最低。

第三节　　巨大胎儿

出生体重高于第 90 百分位体重的新生儿或胎儿被称为大于孕龄儿。巨大胎儿指任何孕周胎儿体重超过 4000g。还有一组以胎儿过度生长发育为特征的遗传综合征，称发育过度综合征，该类患儿出生后持续过度生长。近年来，营养过剩的孕妇有逐渐增多趋势，导致巨大胎儿的发生率增加较快，国内发生率约 7%，国外发生率为 15.1%，男胎多于女胎。

【高危因素】

高危因素包括：①孕妇肥胖；②妊娠合并糖尿病，尤其是 2 型糖尿病；③过期妊娠；④经产妇；⑤父母身材高大；⑥高龄产妇；⑦有巨大胎儿分娩史；⑧种族、民族因素。

【对母儿影响】

（一）对母体影响

头盆不称发生率上升，增加剖宫产率；经阴道分娩主要危险是肩难产，其发生率与胎儿体重成正比。肩难产处理不当可发生严重的阴道损伤和会阴裂伤甚至子宫破裂；子宫过度扩张，易发生子宫收缩乏力、产程延长，易导致产后出血。胎先露长时间压迫产道，容易发生尿瘘或粪瘘。

（二）对胎儿影响

胎儿大，常需手术助产，可引起颅内出血、锁骨骨折、臂丛神经损伤等产伤，严重时甚至死亡。

【诊断】

目前尚无方法准确预测胎儿大小，通过病史、临床表现及辅助检查可以初步判断，但巨大胎儿需待出生后方能确诊。

（一）病史及临床表现

孕妇多存在上述高危因素，妊娠期体重增加迅速，常在妊娠晚期出现呼吸困难，腹部沉重及两肋部胀痛等症状。

（二）腹部检查

腹部明显膨隆，宫高>35cm。触诊胎体大，先露部高浮，若为头先露，多数胎头跨耻征为阳性。听诊时胎心清晰，但位置较高。

（三）超声检查

测量胎儿双顶径、股骨长、腹围及头围等各项生物指标，可监测胎儿的生长发育情况。利用超声检查可预测胎儿体重，但预测巨大胎儿的体重还有一定的难度，目前尚无证据支持哪种预测方法更有效。巨大胎儿的胎头双顶径往往会大于10cm，此时需进一步测量胎儿肩径及胸径，若肩径及胸径大于头径者，需警惕难产发生。

【处理】

（一）妊娠期

对于有巨大胎儿分娩史或妊娠期疑为巨大胎儿者，应监测血糖，排除糖尿病。若确诊为糖尿病应积极治疗，控制血糖。于足月后根据胎盘功能及糖尿病控制情况等综合评估，决定终止妊娠时机。

（二）分娩期

①估计胎儿体重>4000g且合并糖尿病者，建议剖宫产终止妊娠；②估计胎儿体重>4000g而无糖尿病者，可阴道试产，但产程中需注意放宽剖宫产指征。产时应充分评估，必要时产钳助产，同时做好处理肩难产的准备工作。分娩后应行宫颈及阴道检查，了解有无软产道损伤，并预防产后出血。

（三）预防性引产

对妊娠期发现巨大胎儿可疑者，不建议预防性引产。因为预防性引产并不能改善围产儿结局，不能降低肩难产率，反而可能增加剖宫产率。

（四）新生儿处理

预防新生儿低血糖，在出生后30分钟监测血糖。出生后1～2小时开始喂糖水，及早开奶。轻度低血糖者口服葡萄糖，严重低血糖者静脉输注。新生儿易发生低钙血症，应补充钙剂，多用10%葡萄糖酸钙1ml/kg加入葡萄糖液中静脉滴注。

第四节　胎儿窘迫

胎儿窘迫指胎儿在子宫内因急性或慢性缺氧危及其健康和生命的综合症状，发生率为 2.7%～38.5%。急性胎儿窘迫多发生在分娩期；慢性胎儿窘迫常发生在妊娠晚期，但在临产后常表现为急性胎儿窘迫。

【病因】

母体血液含氧量不足、母胎间血氧运输及交换障碍、胎儿自身因素异常，均可导致胎儿窘迫。

（一）胎儿急性缺氧

系因母胎间血氧运输及交换障碍或脐带血液循环障碍所致。常见因素有：①前置胎盘、胎盘早剥；②脐带异常，如脐带绕颈、脐带真结、脐带扭转、脐带脱垂、脐带血肿、脐带过长或过短、脐带附着于胎膜等；③母体严重血液循环障碍致胎盘灌注急剧减少，如各种原因导致休克等；④缩宫素使用不当，造成过强及不协调宫缩，宫内压长时间超过母血进入绒毛间隙的平均动脉压；⑤孕妇应用麻醉药及镇静剂过量，抑制呼吸。

（二）胎儿慢性缺氧

①母体血液含氧量不足，如合并先天性心脏病或伴心功能不全、肺部感染、慢性肺功能不全、哮喘反复发作及重度贫血等；②子宫胎盘血管硬化、狭窄、梗死，使绒毛间隙血液灌注不足，如妊娠期高血压疾病、慢性肾炎、糖尿病、过期妊娠等；③胎儿严重的心血管疾病、呼吸系统疾病，胎儿畸形，母儿血型不合，胎儿宫内感染、颅内出血及颅脑损伤，致胎儿运输及利用氧能力下降等。

【病理生理变化】

子宫胎盘单位提供胎儿氧气及营养，同时排出二氧化碳和胎儿代谢产物。胎儿对宫内缺氧有一定的代偿能力，当产时子宫胎盘单位功能失代偿时，会导致胎儿缺血缺氧（血氧水平降低）。胎儿缺血缺氧会引起全身血流重新分配，分流血液到心、脑及肾上腺等重要器官。电子胎心监护出现的基线变异减少或消失、反复晚期减速。如果缺氧持续，则无氧糖酵解增加，发展为代谢性酸中毒。乳酸堆积并出现胎儿重要器官尤其是脑和心肌的进行性损害，如不及时给予干预，则可能造成严重及永久性损害，如缺血缺氧性脑病甚至胎死宫内。重度缺氧可致胎儿呼吸运动加深，羊水吸入，出生后可出现新生儿吸入性肺炎。

妊娠期慢性缺氧使子宫胎盘灌注下降，导致胎儿生长受限，肾血流减少引起羊水减少。脐带因素的胎儿缺氧常表现为胎心突然下降或出现反复重度变异减速，可出现呼吸性酸中毒，如不解除诱因，则可发展为混合性酸中毒，造成胎儿损害。

【临床表现及诊断】

（一）急性胎儿窘迫

主要发生在分娩期。多因脐带异常、胎盘早剥、宫缩过强、产程延长及休克等引起。

1. 产时胎心率异常

产时胎心率变化是急性胎儿窘迫的重要征象。应在产时定期胎心听诊或进行连续电子胎心监护，胎心听诊应在一次宫缩之后，持续 60 秒。产时电子胎心监护的结果判读应采用三级判读系统（详见第六章第二节"评估胎儿健康的技术"）。当出现胎心率基线无变异并且反复出现晚期减速或变异减速或胎心过缓（胎心率基线<110 次/分），即Ⅲ类电子胎心监护图形时，提示胎儿缺氧严重。

2. 羊水胎粪污染

胎儿可在宫内排出胎粪，尽管胎儿宫内缺氧可能促发胎儿排出胎粪，但影响胎粪排出最主要的因素是孕周，孕周越大羊水胎粪污染的概率越高，某些高危因素也会增加胎粪排出的概率，如妊娠期肝内胆汁淤积症。10%～20%的分娩中会出现羊水胎粪污染，羊水中胎粪污染不是胎儿窘迫的征象。依据胎粪污染的程度不同，羊水污染分3度：Ⅰ度浅绿色；Ⅱ度黄绿色、浑浊；Ⅲ度稠厚、呈棕黄色。出现羊水胎粪污染时，可考虑连续电子胎心监护，如果胎心监护正常，不需要进行特殊处理；如果胎心监护异常，存在宫内缺氧情况，会引起胎粪吸入综合征，造成不良胎儿结局。

3. 胎动异常

缺氧初期为胎动频繁，继而减弱及次数减少，进而消失。单纯的胎动频繁不属于胎动异常。

4. 酸中毒

采集胎儿头皮血进行血气分析，pH<7.20（正常值7.25～7.35），PO_2<10mmHg（正常值15～30mmHg），PCO_2>60mmHg（正常值35～55mmHg），可诊断为胎儿酸中毒。但该方法对新生儿缺血缺氧性脑病的阳性预测值仅为3%，应用较少。

（二）慢性胎儿窘迫

主要发生在妊娠晚期，常延续至临产并加重。多因妊娠期高血压疾病、慢性肾炎、糖尿病等所致。

1. 胎动减少或消失

胎动减少为胎儿缺氧的重要表现，应予警惕，临床常见胎动消失24小时后胎心消失。若胎动计数≥10次/2小时为正常，<10次/2小时或减少50%者提示胎儿缺氧可能。监测胎动的方法详见第六章第二节"评估胎儿健康的技术"。

2. 产前电子胎心监护异常

无应激试验（NST）异常提示有胎儿缺氧可能，详见第六章第二节"评估胎儿健康的技术"。

3. 胎儿生物物理评分低

≤4分提示胎儿缺氧，5～6分为可疑胎儿缺氧。详见第六章第二节"评估胎儿健康的技术"。

4. 胎儿多普勒超声血流异常

胎儿生长受限的胎儿脐动脉多普勒血流可表现为 S/D 比值升高，提示有胎盘灌注不足；若出现脐动脉舒张末期血流缺失或倒置和静脉导管反向"a"波，提示随时有胎死宫内的危险。

【处理】

（一）急性胎儿窘迫

应采取果断措施，改善胎儿缺氧状态。

1. 一般处理

应该立即采取相应措施纠正胎儿缺氧，包括改变孕妇体位、吸氧、停止缩宫素使用、抑制宫缩、纠正孕妇低血压等措施，并迅速查找病因，排除脐带脱垂、重度胎盘早剥、子宫破裂等，如果这些措施均不奏效，应该紧急终止妊娠。对于可疑胎儿窘迫者应该综合考虑临床情况、持续胎心监护、采取其他评估方法来判定胎儿有无缺氧，可能需要宫内复苏来改善胎儿状况。

2. 病因治疗

若为不协调性子宫收缩过强，或因缩宫素使用不当引起宫缩过频过强，应给予特布他林或其他 β 受体兴奋剂抑制宫缩。若为羊水过少，有脐带受压征象，可经腹羊膜腔输液。

3. 尽快终止妊娠

根据产程进展，决定分娩方式。

（1）Ⅲ类电子胎心监护图形，但宫口未开全或预计短期内无法阴道分娩，应立即行剖宫产。

（2）宫口开全：骨盆各径线正常者，胎头双顶径已达坐骨棘平面以下，一旦诊断为胎儿窘迫，应尽快行阴道助产术结束分娩。

无论阴道分娩或剖宫产均需做好新生儿窒息抢救准备，稠厚胎粪污染者需在胎头娩出后立即清理上呼吸道，如胎儿活力差则要立即气管插管洗净气道后再行正压通气。胎儿娩出后，留取胎儿脐动静脉血样进行血气分析，以评估胎儿氧合及酸碱平衡状况。

(二) 慢性胎儿窘迫

应针对妊娠合并症或并发症特点及其严重程度，根据孕周、胎儿成熟度及胎儿缺氧程度综合判断，拟定处理方案。

1. 一般处理

主诉胎动减少者，应进行全面检查以评估母儿状况，包括 NST 和（或）胎儿生物物理评分；侧卧位；低流量吸氧；积极治疗妊娠合并症及并发症；加强胎儿监护，注意胎动变化。

2. 期待疗法

孕周小，估计胎儿娩出后存活可能性小，尽量保守治疗延长胎龄，同时促胎肺成熟，争取胎儿成熟后终止妊娠。应向患者说明，期待过程中胎儿可能随时胎死宫内；胎盘功能低下可影响胎儿发育，预后不良。

3. 终止妊娠

妊娠近足月或胎儿已成熟，胎动减少，胎盘功能进行性减退，电子胎心监护出现胎心基线率异常伴基线变异异常、OCT 出现频繁晚期减速或重度变异减速、胎儿生物物理评分≤4 分者，均应行剖宫产术终止妊娠。

第五节　死　胎

妊娠 20 周后胎儿在子宫内死亡，称为死胎。胎儿在分娩过程中死亡，称为死产，也是死胎的一种。在美国，2004 年死胎的发生率为 6.2%。

【病因】

（一）胎盘及脐带因素

如前置胎盘、胎盘早剥、血管前置、急性绒毛膜羊膜炎、脐带帆状附着、脐带打结、脐带脱垂、脐带绕颈缠体等，胎盘大量出血或脐带异常，导致胎儿缺氧。

（二）胎儿因素

如胎儿严重畸形、胎儿生长受限、双胎输血综合征、胎儿感染、严重遗传性疾病、母儿血型不合等。

（三）孕妇因素

严重的妊娠合并症、并发症，如妊娠期高血压疾病、抗磷脂抗体综合征、糖尿病、心血管疾病、各种原因引起的休克等。子宫局部因素，如子宫张力过大或收缩力过强、子宫畸形、子宫破裂等致局部缺血而影响胎盘、胎儿。

【临床表现及诊断】

孕妇自觉胎动停止，子宫停止增长，检查时听不到胎心，子宫大小与停经周数不符，超声检查可确诊。

死胎在宫腔内停留过久可能引起母体凝血功能障碍。胎儿死亡后约 80% 在 2～3 周内自然娩出，若死亡后 3 周胎儿仍未排出，退行性变的胎盘组织释放凝血活酶进入母血液循环，激活血管内凝血因子，可能出现弥散性血管内凝血（DIC）。胎死宫内 4 周以上，DIC 发生机会增多，可引起分娩时的严重出血。

【处理】

死胎一经确诊，首先应该详尽完善病史，包括家族史、既往史、本次妊娠情况。尽早引产。建议尸体解剖及胎盘、脐带、胎膜病理检查及染色体检查，尽力寻找死胎原因。做好产后咨询和心理支持。

引产方法有多种，包括米索前列醇，经羊膜腔注入依沙吖啶及催产素引产等，应根据孕周及子宫有无瘢痕，结合孕妇意愿，知情同意下选择。原则是尽量经阴道分娩，剖宫产仅限于特殊情况下使用。对于妊娠 28 周前有子宫手术史者，应制定个体化引产方案。妊娠 28 周后的引产应根据产科指南制定执行。

胎儿死亡 4 周尚未排出者，应行凝血功能检查。若纤维蛋白原<1.5g/L，血小板<100×10^9/L 时，可用肝素治疗，可使纤维蛋白原和血小板恢复到有效止血水平，然后再引产，并备新鲜血，注意预防产后出血和感染。

即使经过全面、系统评估，仍至少有 1/4 的病例无法明确病因。对于不明原因的低危孕妇，37 周之前死胎的再次发生率为 7.8‰～10.5‰；37 周之后的再次发生率仅为 1.8‰。有合并症或并发症的高危孕妇，死胎的再次发生率明显增加。

第六节　多胎妊娠

一次妊娠宫腔内同时有两个或两个以上胎儿时称为多胎妊娠，以双胎妊娠多见。近年辅助生殖技术广泛开展，多胎妊娠发生率明显增高。多胎妊娠易引起妊娠期高血压疾病、妊娠期肝内胆汁淤积症、贫血、胎膜早破及早产、产后出血、胎儿发育异常等并发症。单绒毛膜双胎还可能合并双胎输血综合征、选择性生长受限等特殊并发症，因此双胎妊娠属高危妊娠范畴。本节主要讨论双胎妊娠。

【双胎类型及特点】

（一）双卵双胎

两个卵子分别受精形成的双胎妊娠，称为双卵双胎。双卵双胎约占双胎妊娠的 70%，与应用促排卵药物、多胚胎宫腔内移植及遗传因素有关。两个卵子分别受精形成两个受精卵，各自的遗传基因不完全相同，故形成的两个胎儿有区别，如血型、性别不同或相同，指纹、外貌、性格类型等多种表型不同。胎盘多为两个，也可融合成一个，但血液循环各自独立。胎盘胎儿面有两个羊膜腔，中间隔有两层羊膜、两层绒毛膜。

同期复孕是两个卵子在短时间内不同时间受精而形成的双卵双胎。精子也可来自不同的男性。

（二）单卵双胎

由一个受精卵分裂形成的双胎妊娠，称为单卵双胎。单卵双胎约占双胎妊娠的30%。形成原因不明，不受种族、遗传、年龄、胎次的影响。一个受精卵分裂形成两个胎儿，具有相同的遗传基因，故两个胎儿性别、血型及外貌等均相同。由于受精卵在早期发育阶段发生分裂的时间不同，形成下述4种类型。

1. 双绒毛膜双羊膜囊单卵双胎

分裂发生在桑葚期（早期胚泡），相当于受精后3日内，形成两个独立的胚胎、两个羊膜囊。两个羊膜囊之间隔有两层绒毛膜、两层羊膜，胎盘为两个或一个。此种类型约占单卵双胎的30%。

2. 单绒毛膜双羊膜囊单卵双胎

分裂发生在受精后第4～8日，胚胎发育处于胚泡期，即已分化出滋养细胞，羊膜囊尚未形成。胎盘为一个，两个羊膜囊之间仅隔有两层羊膜，此种类型约占单卵双胎的68%。

3. 单绒毛膜单羊膜囊单卵双胎

受精卵在受精后第9～13日分裂，此时羊膜囊已形成，两个胎儿共存于一个羊膜腔内，共有一个胎盘。此类型占单卵双胎的1%～2%。

4. 联体双胎

受精卵在受精第13日后分裂，此时原始胚盘已形成，机体不能完全分裂成两个，形成不同形式的联体儿，极罕见。如两个胎儿共有一个胸腔或共有一个头部等。寄生胎也是联体双胎的一种形式，发育差的内细胞团被包入正常发育的胚胎体内，常位于胎儿的上腹部腹膜后，胎体的发育不完全。联体双胎发生率为单卵双胎的1/1500。

【诊断】

（一）病史及临床表现

部分双卵双胎有家族史，或妊娠前曾用促排卵药或体外受精行多个胚胎移植。但体外受精-胚胎移植后双胎未必一定为双卵双胎。亦可能移植两个胚胎后，只有一个胚胎存活，而该受精卵又分裂为单绒毛膜性双胎。双胎妊娠通常恶心、呕吐等早孕反应重。妊娠中期后体重增加迅速，腹部增大明显，下肢水肿、静脉曲张等压迫症状出现早且明显，妊娠晚期常有呼吸困难，活动不便。

（二）产科检查

子宫大于停经周数，妊娠中晚期腹部可触及多个小肢体或3个以上胎极；胎头较小，与子宫大小不成比例；不同部位可听到两个胎心，其间隔有无音区，或同时听诊1分钟，两个胎心率相差10次以上。双胎妊娠时胎位多为纵产式，以两个头位或一头一臀常见。

（三）超声检查

对诊断及监护双胎有较大帮助。妊娠6周后，宫腔内可见两个原始心管搏动。可筛查胎儿结构畸形，如联体双胎、开放性神经管畸形等。超声检查还可帮助确定两个胎儿的胎位。

（四）绒毛膜性判断

由于单绒毛膜性双胎特有的双胎并发症较多，因此在妊娠早期进行绒毛膜性判断非常重要。在妊娠6～10周之间，可通过宫腔内孕囊数目进行绒毛膜性判断，若宫腔内有两个孕囊，为双绒毛膜双胎；若仅见一个孕囊，则单绒毛膜性双胎可能性较大。妊娠 10～14 周之间，可以通过判断胎膜与胎盘插入点呈"双胎峰"或者"T"字征来判断双胎的绒毛膜性。前者为双绒毛膜性双胎，后者为单绒毛膜性双胎。妊娠早期之后，绒毛膜性的检查难度增加，此时可以通过胎儿性别、两个羊膜囊间隔厚度、胎盘是否独立做综合判断。

（五）双胎的产前筛查及产前诊断

妊娠 11～13+^{6} 周超声筛查可以通过检测胎儿颈项透明层（nuchal translucency，NT）评估胎儿发生唐氏综合征的风险，并可早期发现部分严重的胎儿畸形。外周血胎儿 DNA 作为一种无创的手段也可以用于双胎妊娠的非整倍体筛查。由于较高的假阳性率，不建议单独使用妊娠中期生化血清学方法对双胎妊娠进行唐氏综合征的筛查。双胎妊娠的产前诊断指征基本与单胎相似。对于双绒毛膜性双胎，应对两个胎儿进行取样。对于单绒毛膜性双胎，通常只需对其中任一胎儿取样；但如出现一胎结构异常或双胎大小发育严重不一致，则应对两个胎儿分别取样。

【并发症】

（一）母胎并发症

1. 妊娠期高血压疾病

比单胎妊娠多 3～4 倍，且发病早、程度重，容易出现心肺并发症及子痫。

2. 妊娠期肝内胆汁淤积症

发生率是单胎的 2 倍，易引起早产、胎儿窘迫、死胎、死产，围产儿死亡率增高。

3. 贫血

发生率是单胎的 2.4 倍，与铁及叶酸缺乏有关。

4. 羊水过多

发生率约 12%，单卵双胎常在妊娠中期发生急性羊水过多，与双胎输血综合征及胎儿畸形有关。

5. 胎膜早破

发生率约达 14%，可能与宫腔内压力增高有关。

6. 宫缩乏力

子宫肌纤维伸展过度，常发生原发性宫缩乏力，致产程延长。

7. 胎盘早剥

是双胎妊娠产前出血的主要原因，可能与妊娠期高血压疾病发生率增加有关。第一胎儿娩出后，宫腔容积骤然缩小，是胎盘早剥另一常见原因。

8. 产后出血

经阴道分娩的双胎妊娠平均产后出血量 ≥500ml，与子宫过度膨胀致产后宫缩乏力及胎盘附着面积增大有关。

9. 流产及早产

流产发生率高于单胎 2～3 倍，与胚胎畸形、胎盘发育异常、胎盘血液循环障碍、宫腔内容积相对狭窄、宫腔压力过高有关。约 50% 双胎妊娠并发早产，其风险约为单胎妊娠的 7～10 倍。单绒毛膜双胎和双绒毛膜双胎在 11～24 周之间发生流产的风险分别为 10% 和 2%，而在 32 周前早产发生率高达 10% 和 5%。

10. 脐带异常

单羊膜囊双胎易发生脐带互相缠绕、扭转，可致胎儿死亡。脐带脱垂也是双胎常见并发症，多发生在双胎胎位异常或胎先露未衔接出现胎膜早破时，以及第一胎儿娩出后，第二胎儿娩出前，是胎儿急性缺氧死亡的主要原因。

11. 胎头交锁及胎头碰撞

前者多发生在第一胎儿为臀先露、第二胎儿为头先露者，分娩时第一胎儿头部尚未娩出，而第二胎儿头部已入盆，两个胎头颈部交锁，造成难产；后者两个胎儿均为头先露，同时入盆，引起胎头碰撞难产。

12. 胎儿畸形

双卵双胎妊娠胎儿畸形的发生概率与单胎妊娠相似；而在单卵双胎，胎儿畸形的发生率增加 2～3 倍。最常见的畸形为心脏畸形、神经管缺陷、面部发育异常、胃肠道发育异常和腹壁裂等。有些畸形为单卵双胎所特有，如联体双胎、无心畸形等。

（二）单绒毛膜性双胎特有并发症

单绒毛膜性双胎由于两胎儿共用一个胎盘，胎盘之间存在血管吻合，故可以出现较多且较严重的并发症，围产儿发病率和死亡率均增加。

1. 双胎输血综合征（twin to twin transfusion syndrome，TTTS）

是单绒毛膜双羊膜囊单卵双胎的严重并发症。通过胎盘间的动-静脉吻合支，血液从动脉向静脉单向分流，使一个胎儿成为供血儿，另一个胎儿成为受血儿，造成供血儿贫血、血容量减少，致使肾灌注不足、羊水过少，甚至因营养不良而死亡；受血儿血容量增多，可发生充血性心力衰竭、胎儿水肿、羊水过多。既往对于双胎输血综合征的诊断通常是通过产后检查新生儿，如果两个胎儿体重相差≥20%、血红蛋白相差>50g/L，提示双胎输血综合征，这一观点已被摒弃。目前国际上对 TTTS 的诊断主要依据为：①单绒毛膜性双胎；②双胎出现羊水量改变，一胎羊水池最大深度大于 8cm（20 周后大于 10cm），另一胎小于 2cm 即可诊断。有时供血儿出现羊水严重过少，被挤压到子宫的一侧，成为"贴附儿"（stuck-twin）。根据 Quintero 分期，TTTS 可分为 5 期：Ⅰ 期：仅羊水量异常；Ⅱ 期：超声不能显示供血儿膀胱；Ⅲ 期：出现脐动脉、静脉导管、脐静脉多普勒血流的异常；Ⅳ 期：任何一胎水肿；Ⅴ 期：任何一胎死亡。双胎输血综合征如果不经治疗，胎儿的死亡率高达 90%。

2. 选择性胎儿生长受限（selective IUGR，sIUGR）

亦为单绒毛膜性双胎特有的严重并发症。目前诊断主要是根据选择性胎儿生

长受限 sIUGR 胎儿体重估测位于该孕周第 10 百分位以下, 两胎儿体重相差 25%
以上。但诊断仍存在争议。其发病原因主要为胎盘分配不均, sIUGR 胎儿通常存
在脐带边缘附着或帆状插入。sIUGR 可分为 3 型, I 型小胎儿脐血流正常; II 型
为小胎儿出现脐动脉舒张期缺失或倒置; III 型为小胎儿出现间歇性脐动脉舒张期
改变。

sIUGR 和双胎输血综合征在诊断上易出现混淆, 但其诊断均需满足单绒毛膜
性双胎这一前提。TTTS 诊断的必要条件是两个胎儿出现羊水过多-过少序列征
(twin oligo-polyhydramnios sequence, TOPS), 而并非两个胎儿体重是否有差异。
sIUGR 胎儿羊水量可正常, 或仅出现一胎的羊水异常, 其诊断依据为两胎之间出
现的体重差异且一胎存在 IUGR。

3. 一胎无心畸形

亦称动脉反向灌注序列 (twin reversed arterial perfusion sequence, TRAPS),
为少见畸形, 发生率为单绒毛膜妊娠的 1%, 妊娠胎儿的 1:35000。双胎之一心
脏缺如、残留或无功能。最显著的特征是结构正常的泵血胎通过一根胎盘表面动
脉-动脉吻合向寄生的无心胎供血。如不治疗, 正常胎儿可发生心力衰竭而死亡。

4. 贫血多血质序列征 (twin anemia polycythemia sequence, TAPS)

TAPS 定义为单级毛膜双羊膜囊双胎的一种慢性的胎-胎输血, 两胎儿出现严
重的血红蛋白差异但并不存在 TOPS。TAPS 可能为原发, 占单绒毛膜性双胎的
3%～5%, 也可能为 TTTS 行胎儿镜激光术后的胎盘上小的动-静脉血管残留所
致, 占 TTTS 胎儿镜激光术后的 2%～13%。对 TAPS 的诊断主要通过大脑中动脉
收缩期峰值流速 (PSV) 的检测。TAPS 产前诊断标准为受血儿大脑中动脉 PSV<
1.0 中位数倍数 (MoM), 供血儿 PSV>1.5MoM。

5. 单绒毛膜单羊膜囊双胎

为极高危的双胎妊娠, 由于两胎儿共用一个羊膜腔, 两胎儿之间无胎膜分
隔, 因脐带缠绕和打结而发生宫内意外可能性较大。

【处理】

(一) 妊娠期处理及监护

1. 补充足够营养

进食含高蛋白质、高维生素以及必需脂肪酸的食物，注意补充铁、叶酸及钙剂，预防贫血及妊娠期高血压疾病。

2. 防治早产

是双胎产前监护的重点，双胎孕妇应适当增加每日卧床休息时间，减少活动量，产兆若发生在 34 周以前，应给予宫缩抑制剂。一旦出现宫缩或阴道流液，应住院治疗。早产处理见第八章第七节"早产"。

3. 及时防治妊娠并发症

发生妊娠期高血压疾病、妊娠期肝内胆汁淤积症等应及早治疗。

4. 监护胎儿生长发育情况及胎位变化

发现胎儿畸形，尤其是联体双胎，应及早终止妊娠。对双绒毛膜性双胎，定期（每 4 周 1 次）超声监测胎儿生长情况。对单绒毛膜性双胎，应每 2 周超声监测胎儿生长发育从而早期发现单绒双胎特殊并发症等。如有条件，单绒毛膜性双胎应由胎儿医学专家进行随访，随访的内容包括胎儿生长发育情况、体重估测相差、羊水情况、彩色多普勒超声血流评估。超声检查发现胎位异常，一般不予纠正。但妊娠晚期确定胎位，对分娩方式选择有帮助。

(二) 分娩时机

对于无并发症及合并症的双绒毛膜性双胎可期待至孕 38 周时再考虑分娩，最晚不应超过 39 周。无并发症及合并症的单绒毛膜双羊膜囊双胎可以在严密监测下至妊娠 35～37 周分娩。单绒毛膜单羊膜囊双胎的分娩孕周为 32～34 周。复杂性双胎如 TTTS、sIUGR 及 TAPS 需要结合每个孕妇及胎儿的具体情况制订个体化的分娩方案。

（三）分娩期处理

如果双胎妊娠计划阴道试产，无论何种胎方位，由于大约 20% 发生第二胎儿胎位变化，需做好阴道助产及第二胎儿剖宫产术的准备。第一胎儿为头先露的双胎妊娠可经阴道分娩。若第一胎儿为头先露，第二胎儿为非头位，第一胎儿阴道分娩后，第二胎儿需要阴道助产或剖宫产的风险较大。如第一胎儿为臀先露，当发生胎膜破裂时，易发生脐带脱垂；而如果第二胎儿为头先露，有发生两胎儿胎头交锁的可能，可放宽剖宫产指征。

产程中应注意：①产妇应有良好体力，应保证产妇足够的摄入量及睡眠；②严密观察胎心变化；③注意宫缩及产程进展，对胎头已衔接者，可在产程早期行人工破膜，加速产程进展，如宫缩乏力，可在严密监护下，给予低浓度缩宫素静脉滴注；④第二产程必要时行会阴后-侧切开，减轻胎头受压。第一胎儿娩出后，胎盘侧脐带必须立即夹紧，以防第二胎儿失血。助手应在腹部固定第二胎儿为纵产式，并密切观察胎心、宫缩及阴道流血情况，及时阴道检查了解胎位及排除脐带脱垂，及早发现胎盘早剥。若无异常，等待自然分娩，通常在 20 分钟左右第二个胎儿娩出，若等待 15 分钟仍无宫缩，可行人工破膜并静脉滴注低浓度缩宫素，促进子宫收缩。无论阴道分娩还是剖宫产，均需积极防治产后出血。

（四）单绒毛膜双胎及其特有并发症的处理

双胎的胎儿预后取决于绒毛膜性，而不是合子性（卵性）。单绒毛膜性双胎围产儿并发症及死亡率较高。对于 Quintero 分期 Ⅱ～Ⅳ 期及部分 Ⅰ 期的孕 16～26 周的 TTTS，应首选胎儿镜激光术治疗。对于较晚发现的双胎输血综合征合并羊水过多，可采取快速羊水减量术。对于严重的 sIUGR 或者单绒毛膜性双胎一胎合并畸形或 TRAPS，可采用选择性减胎术（射频消融术或脐带凝固术），减去 IUGR 胎儿或畸形胎儿。

第二章　胎儿附属物异常

作为胎儿附属物的胎盘与胎膜，在胎儿生长发育过程中起重要作用，尤其胎盘是胎儿与母体对话的窗口，若发生异常，对母儿危害较大。正常妊娠时羊水的产生和吸收处于动态平衡中，若羊水的产生和吸收失衡，将导致羊水量异常。脐带是母儿间物质交换的通道，若发生异常，将对胎儿造成危害。

第一节　前置胎盘

妊娠 28 周以后，胎盘位置低于胎先露部，附着在子宫下段、下缘达到或覆盖宫颈内口称为前置胎盘。为妊娠晚期阴道流血最常见的原因，也是妊娠期严重并发症之一。国外发病率为 0.3%～0.5%，国内报道为 0.24%～1.57%。

【病因】

高危因素包括多次流产史、宫腔操作史、产褥感染史、高龄、剖宫产史、多孕产次、孕妇不良生活习惯（吸烟或吸毒妇女）、双胎妊娠、辅助生殖技术受孕、子宫形态异常、妊娠 28 周前超声检查提示胎盘前置状态等。

病因尚不清楚，可能与下述因素有关：

（一）胎盘异常

形态和胎盘大小异常。胎盘位置正常而副胎盘位于子宫下段接近宫颈内口；胎盘面积过大和膜状胎盘大而薄延伸至子宫下段；双胎较单胎妊娠前置胎盘的发生率高 1 倍。

（二）子宫内膜病变或损伤

剖宫产、子宫手术史、多次流产刮宫史、产褥感染、盆腔炎等可引起子宫内膜炎或萎缩性病变。受精卵植入受损的子宫内膜，子宫蜕膜血管形成不良造成胎盘血供不足，为了摄取足够营养胎盘延伸到子宫下段以增大面积。前次剖宫产手术瘢痕妨碍胎盘于妊娠晚期随着子宫峡部的伸展而上移等。

（三）受精卵滋养层发育迟缓

滋养层尚未发育到可以着床的阶段时，受精卵已达子宫腔，继续下移，着床于子宫下段进而发育成前置胎盘。

（四）辅助生殖技术

使用的促排卵药物，改变了体内性激素水平，由于受精卵的体外培养和人工植入，造成子宫内膜与胚胎发育不同步，人工植入时可诱发宫缩，导致其着床于子宫下段。

【分类】

按胎盘下缘与宫颈内口的关系，将前置胎盘分为4类：完全性前置胎盘、部分性前置胎盘、边缘性前置胎盘、低置胎盘。

（一）完全性前置胎盘

或称中央性前置胎盘，胎盘组织完全覆盖宫颈内口。

（二）部分性前置胎盘

胎盘组织覆盖部分宫颈内口。

（三）边缘性前置胎盘

胎盘附着于子宫下段，下缘达到宫颈内口，但未超越宫颈内口。

（四）低置胎盘

胎盘附着于子宫下段，边缘距宫颈内口<2cm。

由于子宫下段的形成、宫颈管消失、宫口扩张等因素，胎盘边缘与宫颈内口的关系常随孕周的不同时期而改变。目前临床上以处理前最后一次检查结果来确定其分类。

既往有剖宫产史或子宫肌瘤剥除术史，此次妊娠为前置胎盘，胎盘附着于原手术瘢痕部位者，发生胎盘粘连、植入和致命性大出血的风险高，称之为凶险性前置胎盘。

【临床表现】

（一）症状

典型症状为妊娠晚期或临产后发生无诱因、无痛性反复阴道流血。妊娠晚期子宫峡部拉长形成子宫下段，牵拉宫颈内口，宫颈管逐渐缩短；临产后规律宫缩使宫颈管消失成为软产道一部分。宫颈口扩张时，附着于子宫下段及宫颈内口的胎盘前置部分伸展性能力差与其附着处发生错位分离，血窦破裂出血。前置胎盘出血前一般无明显诱因，初次出血量较少，血液凝固出血可停止；但不排除有初次即发生致命性大出血而导致休克的可能性。由于子宫下段不断伸展，前置胎盘出血常频繁出现，出血量也增多。阴道流血发生时间、出血量多少以及反复发生次数与前置胎盘类型有关。

（二）体征

一般情况与出血量、出血速度密切相关，大量出血呈现面色苍白、脉搏细弱、四肢湿冷、血压下降等休克表现。反复出血表现为贫血貌。腹部检查：子宫软，无压痛，轮廓清楚，大小与孕周相符。由于胎盘占据子宫下段，影响胎先露部衔接入盆，故胎先露高浮，1/3合并有胎位异常。反复出血或一次出血量过多可使胎儿宫内缺氧，胎心有异常甚至消失，严重者胎死宫内。当前置胎盘附着于子宫前壁时，可在耻骨联合上方闻及胎盘血流杂音。

【诊断】

超声诊断前置胎盘需注意孕周，胎盘覆盖宫腔的面积在妊娠中期约为 1/2、至妊娠晚期为 1/3 或 1/4，子宫下段的形成增加了宫颈内口与胎盘边缘之间的距离，原附着在子宫下段的胎盘可随宫体上移而改变为正常位置胎盘。目前许多学者认为，对于妊娠中期超声检查发现胎盘前置者，不宜诊断为前置胎盘，而应称为胎盘前置状态。

（一）高危因素

既往有多次流产史、宫腔操作史、产褥感染史、高龄、剖宫产史、多孕产次等。

（二）临床表现

1. 症状

典型症状是妊娠晚期或临产时，发生无诱因、无痛性反复阴道流血。患者一般情况与出血量有关，大量出血呈现面色苍白、脉搏增快微弱、血压下降等休克表现。

2. 腹部检查

子宫软，轮廓清楚，无压痛，子宫大小与孕周相符。胎位清楚，胎先露高浮或伴有胎位异常。

3. 阴道检查

应采用超声检查确定胎盘位置，若前置胎盘诊断明确，无需再行阴道检查。若必须通过阴道检查明确诊断或选择分娩方式时，可在输液、输血及做好紧急剖宫产的手术条件下进行。禁止肛查。

（三）影像学检查

1. 超声检查

可清楚显示子宫壁、胎盘、胎先露部及宫颈的位置，有助于确定前置胎盘类型。阴道超声检查能更准确地确定胎盘边缘和宫颈内口的关系，准确性明显高于腹部超声检查，故对怀疑胎盘位置异常的患者均推荐阴道超声检查。

2. 磁共振检查

怀疑合并胎盘植入者，有条件的医院可选择磁共振检查，以了解胎盘植入子宫肌层的深度，是否侵及膀胱等，对凶险性前置胎盘的诊断更有帮助。

【鉴别诊断】

前置胎盘应与胎盘早剥、胎盘边缘血窦破裂、脐带帆状附着、前置血管破裂、宫颈病变等产前出血相鉴别。结合病史、临床表现及辅助检查，一般不难鉴别。

【对母儿影响】

（一）产后出血

行剖宫产时，当子宫切口无法避开附着于前壁的胎盘，导致出血明显增多。胎儿娩出后，子宫下段肌组织菲薄，收缩力差，附着于此处的胎盘不易完全剥离，一旦剥离，因开放的血窦不易关闭，常发生产后出血，量多且不易控制。

（二）植入性胎盘

子宫下段蜕膜发育不良，胎盘绒毛穿透底蜕膜，侵入子宫肌层，使胎盘剥离不全而发生产后出血。

（三）产褥感染

细菌经阴道上行侵入靠近宫颈外口的胎盘剥离面，同时多数产妇因反复失血而致贫血，免疫力下降，容易发生产褥期感染。

（四）围产儿预后不良

出血量多可致胎儿窘迫，甚至缺氧死亡。治疗性早产率增加，低出生体重发生率和新生儿死亡率高。

【处理】

治疗原则是抑制宫缩、纠正贫血、预防感染和适时终止妊娠。根据阴道流血量、孕周、产次、胎位、有无休克、是否临产、胎儿是否存活及前置胎盘类型等综合作出判断。临床处理前以最后一次检查结果来确定其分类。凶险性前置胎盘应当在有救治条件的医院治疗。

（一）期待疗法

目的是在保障母儿安全的前提下，尽量延长妊娠时间，提高胎儿存活性。适用于妊娠<36周、胎儿存活、一般情况良好、阴道流血量少、无需紧急分娩的孕妇。建议在有母儿抢救能力的医疗机构进行治疗，一旦有阴道流血，强调住院治疗的必要性，且加强对母儿状况的监测及治疗。

1. 一般处理

阴道流血期间减少活动量，注意休息，禁止肛门检查和不必要的阴道检查。密切观察阴道流血量，监护胎儿宫内状况；维持正常血容量，必要时输血。常规备血，做好急诊手术的准备。

2. 纠正贫血

目标使血红蛋白≥110g/L及以上，血细胞比容>0.30，以增加母体储备。

3. 止血

对于有早产风险的患者，可酌情给予宫缩抑制剂，防止因宫缩引起的进一步出血。

4. 糖皮质激素

孕 35 周前有早产风险时，应促胎肺成熟。

（二）终止妊娠

1. 指征

①出血量大甚至休克，为挽救孕妇生命，无需考虑胎儿情况，应立即终止妊娠；②出现胎儿窘迫等产科指征时，胎儿已可存活，可行急诊手术；③临产后诊断的前置胎盘，出血量较多，估计短时间内不能分娩者，也应终止妊娠；④无临床症状的前置胎盘根据类型决定分娩时机。合并胎盘植入者可于妊娠 36 周及以上择期终止妊娠；完全性前置胎盘可于妊娠 37 周及以上择期终止妊娠；边缘性前置胎盘可于 38 周及以上择期终止妊娠；部分性前置胎盘应根据胎盘遮盖宫颈内口情况适时终止妊娠。

2. 手术管理

手术应当由技术娴熟的医师实施，做好分级手术的管理。术前积极纠正贫血、预防感染、出血及备血，做好处理产后出血和抢救新生儿的准备。参考产前超声检查及手术探查定位胎盘，子宫切口应尽量避开胎盘。胎儿娩出后，立即子宫肌壁注射缩宫素，出血仍多时，可选用前列腺素类或麦角新碱药物。局部缝合开放血窦、单用或联合使用子宫压迫缝合术、宫腔纱条填塞术、子宫动脉或髂内动脉结扎术、子宫动脉栓塞术等多种方法止血。若各项措施均无效，则与患者及家属充分沟通病情后实施子宫切除术。

在剖宫产术中发现子宫下段有局限性怒张血管，前置胎盘着床在前次剖宫产切口处，则应高度怀疑胎盘植入。应做好各种抢救产妇和新生儿的准备。同时以中心静脉压监测血容量，积极抢救出血与休克，预防感染，注意纠正心肺衰竭、肾衰竭等多器官功能衰竭。

（三）阴道分娩

仅适用于边缘性前置胎盘、低置胎盘、枕先露、阴道流血少，估计在短时间内能结束分娩者，在有条件的机构，备足血源的前提下，可在严密监测下行阴道试产。

【预防】

采取积极有效的避孕措施，减少子宫内膜损伤和子宫内膜炎的发生；避免多产、多次刮宫或引产以及剖宫产，预防感染，宣传妊娠期保健知识，养成良好的生活习惯，计划妊娠妇女应戒烟、戒毒，避免被动吸烟；加强妊娠期管理，按时产前检查及正确的妊娠期指导，发生妊娠期反复发作无痛性阴道流血，及时到医院就诊，早期确诊前置胎盘并作出正确处理。

第二节　胎盘早剥

胎盘早剥指妊娠 20 周后正常位置的胎盘在胎儿娩出前，部分或全部从子宫壁剥离，发病率约为 1%。属于妊娠晚期严重并发症，疾病发展迅猛，若处理不及时可危及母儿生命。

【病因】

确切发病机制不清，考虑与下述因素有关。

（一）血管病变

妊娠期高血压疾病尤其是重度子痫前期、慢性高血压、慢性肾脏疾病或全身血管病变的孕妇，底蜕膜螺旋小动脉痉挛或硬化，引起远端毛细血管变性坏死甚至破裂出血，血液在底蜕膜与胎盘之间形成血肿，致使胎盘与子宫壁分离。此外，妊娠中、晚期或临产后，妊娠子宫压迫下腔静脉，回心血量减少，血压下降，子宫静脉淤血，静脉压突然升高，蜕膜静脉床淤血或破裂，形成胎盘后血肿，导致胎盘与子宫壁部分或全部剥离。

（二）机械性因素

外伤尤其是腹部钝性创伤会导致子宫突然拉伸或收缩而诱发胎盘早剥。一般发生于外伤后 24 小时之内。

（三）宫腔内压力骤减

未足月胎膜早破；双胎妊娠分娩时，第一胎儿娩出过快；羊水过多时，人工破膜后羊水流出过快，宫腔内压力骤减，子宫骤然收缩，胎盘与子宫壁发生错位而剥离。

（四）其他因素

高龄多产、有胎盘早剥史的孕妇再发胎盘早剥的风险明显增高。此外，其他一些因素还包括吸烟、吸毒、绒毛膜羊膜炎、接受辅助生殖技术助孕、有血栓形成倾向等。

【病理及病理生理变化】

主要为底蜕膜出血、形成血肿，使该处胎盘自子宫壁剥离。如剥离面积小，血液易凝固而出血停止，临床可无症状或症状轻微。如继续出血，胎盘剥离面也随之扩大，形成较大胎盘后血肿，血液可冲开胎盘边缘及胎膜经宫颈管流出，称为显性剥离。如胎盘边缘或胎膜与子宫壁未剥离，或胎头进入骨盆入口压迫胎盘下缘，使血液积聚于胎盘与子宫壁之间而不能外流，故无阴道流血表现，称为隐性剥离。

当隐性剥离内出血急剧增多时，胎盘后血液积聚于胎盘与子宫壁之间，压力不断增加，血液浸入子宫肌层，引起肌纤维分离、断裂乃至变性。血液浸入浆膜层时，子宫表面呈现紫蓝色瘀斑，以胎盘附着处明显，称为子宫胎盘卒中，又称为库弗莱尔子宫。血液还可渗入卵巢生发上皮下、输卵管系膜、阔韧带内。大量组织凝血活酶从剥离处的胎盘绒毛和蜕膜中释放进入母体血液循环，激活凝血系统并影响血供，导致多器官功能障碍。随着促凝物质不断入血，激活纤维蛋白溶解系统，产生大量的纤维蛋白原降解产物（FDP），引起继发性纤溶亢进。大量凝血因子消耗，最终导致凝血功能障碍。

【临床表现及分级】

典型临床表现是阴道流血、腹痛，可伴有子宫张力增高和子宫压痛，尤以胎盘剥离处最明显。阴道流血特征为陈旧不凝血，但出血量往往与疼痛程度、胎盘剥离程度不一定符合，尤其是后壁胎盘的隐性剥离。早期表现通常以胎心率异常为首发变化，宫缩间歇期子宫呈高张状态，胎位触诊不清。严重时子宫呈板状，压痛明显，胎心率改变或消失，甚至出现恶心、呕吐、出汗、面色苍白、脉搏细弱、血压下降等休克征象。

【辅助检查】

（一）超声检查

可协助了解胎盘的部位及胎盘早剥的类型，并可明确胎儿大小及存活情况。典型的声像图显示胎盘与子宫壁之间出现边缘不清楚的液性低回声区即为胎盘后血肿，胎盘异常增厚或胎盘边缘"圆形"裂开。需要注意的是，超声检查阴性结果不能完全排除胎盘早剥，尤其是胎盘附着在子宫后壁时。

（二）电子胎心监护

协助判断胎儿的宫内状况，电子胎心监护可出现胎心基线变异消失、变异减速、晚期减速、正弦波形及胎心率缓慢等。

（三）实验室检查

包括全血细胞计数、血小板计数、凝血功能、肝肾功能及血电解质检查等。Ⅲ级患者应检测肾功和血气分析，DIC 筛选试验结果可疑者进一步做纤溶确诊试验（包括凝血酶时间、优球蛋白溶解时间和血浆鱼精蛋白副凝试验）。血纤维蛋白原<250mg/L 为异常，如果<150mg/L 对凝血功能障碍有诊断意义。情况紧急时，可抽取肘静脉血 2ml 放入干燥试管中，7 分钟后若无血块形成或形成易碎的软凝血块，提示凝血功能障碍。

【诊断与鉴别诊断】

依据病史、症状、体征，结合实验室检查及超声检查等结果，不难作出临床诊断。怀疑有胎盘早剥时，应当在腹部体表画出子宫底高度，以便观察。0 级和Ⅰ级临床表现不典型，通过超声检查辅助诊断，并需要与前置胎盘相鉴别。应密切关注症状以及凝血功能的变化。Ⅱ级及Ⅲ级胎盘早剥症状与体征比较典型，诊断较容易，主要与先兆子宫破裂相鉴别。

【并发症】

（一）胎儿宫内死亡

如胎盘早剥面积大，出血多，胎儿可因缺血缺氧而死亡。

（二）弥散性血管内凝血（DIC）

胎盘早剥是妊娠期发生凝血功能障碍最常见的原因，约 1/3 伴有死胎发生。临床表现为皮肤、黏膜及注射部位出血，阴道流血不凝或凝血块较软，甚至发生血尿、咯血和呕血。一旦发生 DIC，病死率较高，应积极预防。

（三）失血性休克

无论显性或隐性剥离，出血量多时可致休克。发生子宫胎盘卒中时，子宫肌层收缩受影响可致严重产后出血，凝血功能障碍也是导致出血的原因，若并发DIC，产后出血难以纠正，引起休克，多脏器功能衰竭，脑垂体及肾上腺皮质坏死，导致希恩综合征的发生。

（四）急性肾衰竭

胎盘早剥大量出血使肾脏灌注严重受损，导致肾皮质或肾小管缺血坏死。且胎盘早剥多伴发妊娠期高血压疾病、慢性高血压、慢性肾脏疾病等，肾内小动脉痉挛，肾小球前小动脉极度狭窄，肾脏缺血，进而出现急性肾衰竭。

（五）羊水栓塞

胎盘早剥时羊水可经剥离面开放的子宫血管进入母血液循环，触发羊水栓塞。

【对母儿的影响】

胎盘早剥对母胎影响极大。剖宫产率、贫血、产后出血率、DIC 发生率均升高。由于胎盘早剥出血引起胎儿急性缺氧，新生儿窒息率、早产率、胎儿宫内死亡率明显升高，围产儿死亡率约为 11.9%，是无胎盘早剥者 25 倍。更为严重的是，胎盘早剥新生儿还可遗留显著神经系统发育缺陷等后遗症。

【治疗】

胎盘早剥严重危及母儿生命，母儿的预后取决于处理是否及时与恰当。治疗原则为早期识别、积极处理休克、及时终止妊娠、控制 DIC、减少并发症。

（一）纠正休克

监测产妇生命体征，积极输血、迅速补充血容量及凝血因子，维持全身血液循环系统稳定。依据血红蛋白量决定输注血制品类型，包括红细胞、血浆、血小板、冷沉淀等。有 DIC 表现者尽早纠正其凝血功能障碍。应使血细胞比容超过

0.30，血红蛋白维持在 100g/L，尿量>30ml/h。

（二）监测胎儿宫内情况

连续监测胎心以判断胎儿宫内情况。对于有外伤史的产妇，疑有胎盘早剥时，应连续胎心监护，以早期发现胎盘早剥。

（三）及时终止妊娠

一旦确诊Ⅱ、Ⅲ级胎盘早剥应及时终止妊娠。根据孕妇病情轻重、胎儿宫内状况、产程进展、胎产式等，决定终止妊娠的方式。

1. 阴道分娩

适用于 0～Ⅰ级患者，一般情况良好，病情较轻，以外出血为主，宫口已扩张，估计短时间内可结束分娩。人工破膜使羊水缓慢流出，缩小子宫容积，腹部包裹腹带压迫胎盘使其不再继续剥离，必要时滴注缩宫素缩短第二产程。产程中应密切观察心率、血压、宫底高度、阴道出血量以及胎儿宫内状况，发现异常征象，应行剖宫产术。

对 20～34+^{6} 周合并Ⅰ级胎盘早剥的产妇，尽可能保守治疗延长孕周，孕 35 周前应用糖皮质激素促进胎肺成熟（具体用法详见第八章第七节"早产"）。注意密切监测胎盘早剥情况，一旦出现明显阴道流血、子宫张力高、凝血功能障碍及胎儿窘迫时应立即终止妊娠。

2. 剖宫产术

①Ⅰ级胎盘早剥，出现胎儿窘迫征象者；②Ⅱ级胎盘早剥，不能在短时间内结束分娩者；Ⅲ级胎盘早剥，产妇病情恶化，胎儿已死，不能立即分娩者；④破膜后产程无进展者；⑤产妇病情急剧加重危及生命时，不论胎儿是否存活，均应立即行剖宫产。剖宫产取出胎儿与胎盘后，立即注射宫缩剂，人工剥离胎盘的同时应促进子宫收缩。发现有子宫胎盘卒中时，可边按摩子宫，边用热盐水纱垫湿热敷子宫，多数子宫收缩转佳，出血量减少。若发生 DIC 以及难以控制的大量出血，应快速输血、凝血因子，并行子宫切除术。

（四）并发症的处理

1. 产后出血

胎儿娩出后应立即给予子宫收缩药物，如缩宫素、前列腺素制剂、麦角新碱等；胎儿娩出后，促进胎盘剥离。注意预防 DIC 的发生。若有不能控制的子宫出血或血不凝、凝血块较软，应按凝血功能障碍处理。另可采用子宫压迫止血、动脉结扎、动脉栓塞、子宫切除等手段控制出血。

2. 凝血功能障碍

迅速终止妊娠、阻断促凝物质继续进入孕妇血液循环，同时纠正凝血机制障碍：补充血容量和凝血因子，及时、足量输入同等比例的红细胞悬液、血浆和血小板。也可酌情输入冷沉淀，补充纤维蛋白原。

3. 肾衰竭

若患者尿量<30ml/h 或无尿（<100ml/24h），提示血容量不足，应及时补充血容量；若尿量<17ml/h，在血容量已补足基础上可给予呋塞米 20～40mg 静脉推注，必要时重复用药。注意维持电解质及酸碱平衡。经过上述处理后，短期内尿量不增且血清尿素氮、肌酐、血钾进行性升高，二氧化碳结合力下降，提示肾衰竭可能性大。出现尿毒症时，应及时行血液透析治疗。

【预防】

健全孕产妇三级保健制度，对妊娠期高血压疾病、慢性高血压、肾脏疾病孕妇，应加强妊娠期管理并积极治疗；指导产妇养成良好的生活习惯；预防宫内感染；避免腹部外伤；对高危患者不主张行外倒转术；行外倒转术纠正胎位时，动作应轻柔；羊膜腔穿刺应在超声引导下进行，以免误穿胎盘等。妊娠晚期或分娩期，应鼓励孕妇作适量的活动，避免长时间仰卧；应在宫缩间歇期进行人工破膜，减缓羊水流出的速度。

第三节　胎盘植入

胎盘植入指胎盘组织不同程度地侵入子宫肌层的一组疾病。根据胎盘绒毛侵入子宫肌层深度分为：①胎盘粘连：胎盘绒毛黏附于子宫肌层表面；②胎盘植入：胎盘绒毛深入子宫肌壁间；③穿透性胎盘植入：胎盘绒毛穿过子宫肌层到达或超过子宫浆膜面。也可根据植入面积可以分成完全性和部分性胎盘植入。

胎盘植入在临床上可出现严重产后出血、休克，以致子宫切除，严重者甚至患者死亡，其产褥期感染的概率也相应增高。常见的高危因素为前置胎盘、剖宫产史、子宫肌瘤剔除术史、子宫穿孔史、胎盘植入史、多次流产史、高龄妊娠等。

【临床表现与诊断】

无典型临床表现与体征。临床诊断主要依据高危因素结合超声和（或）磁共振检查，确诊需根据手术中或分娩时所见或分娩后的病理学诊断。

（一）临床表现

主要表现为胎儿娩出后超过 30 分钟，胎盘仍不能自行剥离，伴或不伴阴道流血，行徒手取胎盘时剥离困难或发现胎盘与子宫壁粘连紧密无缝隙；或行剖宫产时发现胎盘植入，甚至穿透子宫肌层。

（二）影像学预测

彩色多普勒超声检查是判断胎盘位置、预测胎盘植入最常用的方法。磁共振多用于评估子宫后壁的胎盘植入、胎盘侵入子宫肌层的深度、宫旁组织和膀胱受累程度以及临床上高度疑诊，但超声不能确诊者。

【处理】

胎盘植入易发生严重的产科出血，需在有抢救条件的医疗机构、由有胎盘植入处置经验的产科医师、麻醉科医师及有早产儿处置经验的儿科医师组成的救治团队处理。

(一) 阴道分娩

非前置胎盘的患者无剖宫产指征均可经阴道试产。

(二) 剖宫产

适用于合并前置胎盘或其他剖宫产指征者。术前充分做好产后出血的防治措施，包括血液制品、药物、手术人员等准备；子宫切口依胎盘附着位置而定，原则上应避开胎盘或胎盘主体部分，术中可采用多样化止血措施；术后需预防性应用抗生素。

第四节　胎膜早破

临产前胎膜自然破裂称为胎膜早破（premature rupture of membranes，PROM）。妊娠达到及超过 37 周发生者称足月胎膜早破；未达到 37 周发生者称未足月胎膜早破（preterm premature rupture of membranes，PPROM）。足月单胎PROM 发生率为 8%；单胎妊娠 PPROM 发生率为 2%～4%，双胎妊娠 PPROM 发生率为 7%～20%。未足月胎膜早破是早产的主要原因之一，胎膜早破孕周越小，围产儿预后越差。

【病因】

是多种因素影响的结果，常见的因素有：

(一) 生殖道感染

是胎膜早破的主要原因。常见病原体如厌氧菌、衣原体、B 族链球菌（group B streptococcus，GBS）和淋病奈瑟菌等上行侵袭宫颈内口局部胎膜，使胎膜局部张力下降而导致胎膜早破。

(二) 羊膜腔压力升高

宫腔压力过高如双胎妊娠、羊水过多等,容易引起胎膜早破。

(三) 胎膜受力不均

胎位异常、头盆不称等可使胎儿先露部不能与骨盆入口衔接,前羊膜囊所受压力不均;宫颈机能不全,前羊膜囊楔入,胎膜受压不均,导致胎膜早破。

(四) 创伤

羊膜腔穿刺不当、性生活刺激、撞击腹部等均有可能引起胎膜早破。

(五) 营养因素

孕妇铜、锌及维生素等缺乏,影响胎膜的胶原纤维、弹力纤维合成,胎膜抗张能力下降,易引起胎膜早破。

【临床表现】

典型症状是孕妇突感较多液体自阴道流出,增加腹压时阴道流液量增多。足月胎膜早破时检查触不到前羊膜囊,上推胎儿先露时阴道流液量增多,可见胎脂和胎粪。少量间断不能自控的阴道流液需与尿失禁、阴道炎溢液进行鉴别。

【诊断】

(一) 胎膜早破的诊断

1. 临床表现

孕妇主诉阴道流液或外阴湿润等。

2. 辅助检查

（1）窥阴器检查：见液体自宫颈口内流出或后穹隆有液池形成。

（2）超声检查：发现羊水量较破膜前减少。

（3）阴道液 pH 测定：正常妊娠阴道液 pH 为 4.5～6.0，羊水 pH 为 7.0～7.5，阴道液 pH>6.5 时支持胎膜早破的诊断，但血液、尿液、宫颈黏液、精液及细菌污染可出现假阳性。

（4）阴道液涂片检查：阴道后穹隆积液涂片见到羊齿植物状结晶。

（5）宫颈阴道液生化检查：①胰岛素样生长因子结合蛋白 1－（insulin like growth factor binding protein－1，IGFBP－1）检测；②可溶性细胞间黏附分子－1（soluble intercellular adhesion molecule-1，sICAM-1）检测；③胎盘 α 微球蛋白-1（placental alpha microglobulin-1，PAMG-1）测定。以上生化指标检测诊断 PROM 均具有较高的敏感性及特异性，且不受精液、尿液、血液或阴道感染的影响。

（二）绒毛膜羊膜炎的诊断

1. 临床表现

①母体体温≥38℃；②阴道分泌物异味；③胎心率增快（胎心率基线≥160 次/分）或母体心率增快（心率≥100 次/分）；④母体外周血白细胞计数≥15×10^9/L；⑤子宫呈激惹状态、宫体有压痛。母体体温升高的同时伴有上述②～⑤任何一项表现可诊断绒毛膜羊膜炎。

2. 辅助检查

（1）超声引导下羊膜腔穿刺抽取羊水检查，检查的指标有：羊水涂片革兰染色检查、葡萄糖水平测定、白细胞计数、细菌培养等，但临床较少使用。

（2）胎盘、胎膜或脐带组织病理检查；如结果提示感染或炎症，有助于绒毛膜羊膜炎的诊断。

【对母儿的影响】

（一）对母体的影响

1. 感染

宫内感染的风险随破膜时间延长和羊水量减少程度而增加。

2. 胎盘早剥

胎膜早破后宫腔压力改变，容易发生胎盘早剥。

3. 剖宫产率增加

羊水减少致使脐带受压、宫缩不协调和胎儿窘迫需要终止妊娠时引产不易成功，导致剖宫产率增加。

（二）对围产儿的影响

1. 早产

PPROM 是早产的主要原因因之一，早产儿的预后与胎膜早破的发生及分娩的孕周密切相关。

2. 感染

并发绒毛膜羊膜炎时，易引起新生儿吸入性肺炎、颅内感染及败血症等。

3. 脐带脱垂和受压

羊水过多及胎先露未衔接者胎膜破裂时脐带脱垂的风险增高；继发羊水减少，脐带受压，可致胎儿窘迫。

4. 胎肺发育不良及胎儿受压

破膜周越小，胎肺发育不良风险越高。羊水过少程度重、时间长，可出现胎儿受压表现，胎儿骨骼发育异常如铲形手、弓形腿及胎体粘连等。

【处理】

(一) 足月胎膜早破

应评估母胎状况，包括有无胎儿窘迫、绒毛膜羊膜炎、胎盘早剥和脐带脱垂等。随着破膜时间延长，宫内感染风险增加，破膜超过 12 小时应预防性应用抗生素，同时尽量避免频繁阴道检查。若无明确剖宫产指征，宜在破膜后 2～12 小时内积极引产。对宫颈成熟的孕妇，首选缩宫素引产。宫颈不成熟且无阴道分娩禁忌证者，可应用前列腺素制剂促宫颈成熟，试产过程中应严密监测母胎情况。有明确剖宫产指征时宜行剖宫产终止妊娠。

(二) 未足月胎膜早破

应根据孕周，母胎状况、当地新生儿救治水平及孕妇和家属的意愿进行综合决策；如果终止妊娠的益处大于期待治疗，则应考虑终止妊娠。

1. 引产

妊娠<24 周 PPROM，由于胎儿存活率极低、母胎感染风险很大，以引产为宜；妊娠 24～27^{+6} 周的 PPROM，可根据孕妇及家属意愿，新生儿抢救能力等决定是否引产。

2. 不宜继续妊娠，采用引产或剖宫产终止妊娠

①妊娠 34～36^{+6} 周者；②无论任何孕周，明确诊断的绒毛膜羊膜炎、胎儿窘迫、胎盘早剥等不宜继续妊娠者。

3. 期待治疗

①妊娠 24～27^{+6} 周，要求期待治疗者，应充分告知期待治疗过程中的风险，慎重抉择；②妊娠 28～33^{+6} 周无继续妊娠禁忌，应行期待治疗，具体内容如下：

(1) 一般处理：保持外阴清洁，避免不必要的肛查和阴道检查，动态监测体温、宫缩、母胎心率、阴道流液量和性状，定期复查血常规、羊水量、胎心监

护和超声检查等，确定有无绒毛膜羊膜炎、胎儿窘迫和胎盘早剥等并发症。

（1）促胎肺成熟：妊娠<35周者应给予地塞米松或倍他米松肌内注射，促进胎肺成熟，用法详见第八章第七节"早产"。

（2）预防感染：应及时预防性应用抗生素（如青霉素类、大环内酯类），可有效延长孕周，减少绒毛膜羊膜炎和新生儿感染的发生率。通常5～7日为一个疗程。B族链球菌检测阳性者，青霉素为首选药物。

（3）抑制宫缩：妊娠<34周者，建议给予宫缩抑制剂48小时，配合完成糖皮质激素的促胎肺成熟治疗并宫内转运至有新生儿ICU的医院。

（5）胎儿神经系统的保护：妊娠<32周前早产风险者，给予硫酸镁静脉滴注，预防早产儿脑瘫的发生。

4. 分娩方式

综合考虑孕周、早产儿存活率、是否存在羊水过少和绒毛膜羊膜炎、胎儿能否耐受宫缩、胎方位等因素。无明确的剖宫产指征时应阴道试产。阴道分娩时不必常规会阴切开，不主张预防性产钳助产。有剖宫产指征时，选择剖宫产终止妊娠。分娩时应做好新生儿复苏的准备，分娩后采集胎盘和胎膜组织，进行病理检查，可疑或明确绒毛膜羊膜炎产妇，可行羊膜腔和新生儿耳拭子培养。

【预防】

加强围生期卫生宣教与指导，积极预防和治疗生殖道感染。避免突然腹压增加。补充足量的维生素、钙、铜及锌等营养素。宫颈机能不全，可于妊娠12～14周行宫颈环扎术。

第五节　羊水量异常

正常妊娠时羊水的产生与吸收处于动态平衡中。若羊水产生和吸收失衡，将导致羊水量异常。羊水量异常不仅可预示潜在的母胎合并症及并发症，也可直接危害围产儿安全。

一、羊水过多

妊娠期间羊水量超过 2000ml，称为羊水过多。发生率为 0.5%~1%。羊水量在数日内急剧增多，称为急性羊水过多；在数周内缓慢增多，称为慢性羊水过多。

【病因】

在羊水过多的孕妇中，约 1/3 原因不明，称为特发性羊水过多。明显的羊水过多可能与胎儿结构异常、妊娠合并症和并发症等因素有关。

（一）胎儿疾病

包括胎儿结构异常、胎儿肿瘤、神经肌肉发育不良、代谢性疾病、染色体或遗传基因异常等。明显的羊水过多常伴有胎儿结构异常，以神经系统和消化道异常最常见。神经系统异常主要是无脑儿、脊柱裂等神经管缺陷。神经管缺陷因脑脊膜暴露，脉络膜组织增殖，渗出液增加；抗利尿激素缺乏，导致尿量增多；中枢吞咽功能异常，胎儿无吞咽反射，导致羊水产生增加和吸收减少。消化道结构异常主要是食管及十二指肠闭锁，使胎儿不能吞咽羊水，导致羊水积聚而发生羊水过多。羊水过多的原因还有腹壁缺陷、膈疝、心脏结构异常、先天性胸腹腔囊腺瘤、胎儿脊柱畸胎瘤等异常，以及新生儿先天性醛固酮增多症（Batter 综合征）等代谢性疾病。18-三体、21-三体、13-三体胎儿出现吞咽羊水障碍，也可引起羊水过多。

（二）多胎妊娠

双胎妊娠羊水过多的发生率约为 10%，是单胎妊娠的 10 倍，以单绒毛膜性双胎居多。还可能并发双胎输血综合征，两个胎儿间的血液循环相互沟通，受血胎儿的循环血量多，尿量增加，导致羊水过多。

（三）胎盘脐带病变

胎盘绒毛血管瘤直径>1cm 时，15%～30%合并羊水过多。巨大胎盘、脐带帆状附着也可导致羊水过多。

（四）妊娠合并症

妊娠期糖尿病，羊水过多的发病率约 13%～36%。母体高血糖致胎儿血糖增高，产生高渗性利尿，并使胎盘胎膜渗出增加，导致羊水过多。母儿 Rh 血型不合，胎儿免疫性水肿、胎盘绒毛水肿影响液体交换可导致羊水过多。

【诊断】

（一）临床表现

1. 急性羊水过多

较少见。多发生在妊娠 20～24 周。羊水迅速增多，子宫于数日内明显增大，因腹压增加而产生一系列压迫症状。孕妇自觉腹部胀痛，行动不便，表情痛苦，因膈肌抬高，胸部受到挤压，出现呼吸困难，甚至发绀，不能平卧。检查见腹壁皮肤紧绷发亮，严重者皮肤变薄，皮下静脉清晰可见。巨大的子宫压迫下腔静脉，影响静脉回流，出现下肢及外阴部水肿或静脉曲张。子宫明显大于妊娠月份，因腹部张力过高，胎位不清，胎心遥远或听不清。

2. 慢性羊水过多

较多见，多发生在妊娠晚期。数周内羊水缓慢增多，症状较缓和，孕妇多能适应，仅感腹部增大较快，临床上无明显不适或仅出现轻微压迫症状，如胸闷、气急，但能忍受。产检时宫高及腹围增加过快，测量子宫底高度及腹围大于同期孕周，腹壁皮肤发亮、变薄。触诊时感觉子宫张力大，有液体震颤感，胎位不清，胎心遥远。

四步触诊时，测宫高大于孕龄或者胎儿触诊困难或有胎儿飘浮感，要考虑羊水过多可能性。

（二）辅助检查

1. 超声检查

是重要的辅助检查方法，不仅能测量羊水量，还可了解胎儿情况，如无脑儿、脊柱裂、胎儿水肿及双胎等。超声诊断羊水过多的标准有：①羊水最大暗区垂直深度（amniotic fluid volume，AFV）：≥8cm 诊断为羊水过多，其中 AFV 8~11cm 为轻度羊水过多，12~15cm 为中度羊水过多，>15cm 为重度羊水过多；②羊水指数（amniotic fluid index，AFI）：≥25cm 诊断为羊水过多，其中 AFI 25~35cm 为轻度羊水过多，36~45cm 为中度羊水过多，>45cm 为重度羊水过多。也有认为以 AFI 大于该孕周的 3 个标准差或大于第 97.5 百分位为诊断标准较为恰当。

2. 胎儿疾病检查

部分染色体异常胎儿可伴有羊水过多。对于羊水过多的孕妇，除了超声排除结构异常外，可采用羊水或脐血中胎儿细胞进行细胞或分子遗传学的检查，了解胎儿染色体数目、结构有无异常，以及可能检测的染色体的微小缺失或重复。也可以超声测量胎儿大脑中动脉收缩期峰值流速来预测有无合并胎儿贫血。另外，用 PCR 技术检测胎儿是否感染细小病毒 B19、梅毒、弓形虫、单纯疱疹病毒、风疹病毒、巨细胞病毒等。但是，对于羊水过多孕妇进行羊水穿刺一定要告知胎膜破裂的风险，由于羊水量多，羊膜腔张力过高，穿刺可能导致胎膜破裂而引起难免流产。

3. 其他检查

母体糖耐量试验，Rh 血型不合者检查母体血型抗体的滴度。

【对母儿的影响】

（一）对母体的影响

羊水过多时子宫张力增高，影响孕妇休息而使得血压升高，加之过高的宫腔、腹腔压力增加，可出现类似腹腔间室综合征的表现，严重可引起孕妇心力衰竭。子宫张力过高，除了容易发生胎膜早破、早产外，可发生胎盘早剥。子宫肌纤维伸展过度可致产后子宫收缩乏力，产后出血发生率明显增多。

（二）对胎儿的影响

胎位异常、胎儿窘迫、早产增多。破膜时羊水流出过快可导致脐带脱垂。羊水过多的程度越重，围产儿的病死率越高。妊娠中期重度羊水过多的围产儿死亡率超过50%。

【处理】

取决于胎儿有无合并的结构异常及遗传性疾病、孕周大小及孕妇自觉症状的严重程度。

（一）羊水过多合并胎儿结构异常

如为严重的胎儿结构异常，应及时终止妊娠；对非严重胎儿结构异常，应评估胎儿情况及预后，以及当前新生儿外科救治技术，并与孕妇及家属充分沟通后决定处理方法。合并母儿血型不合的溶血胎儿，应在有条件的胎儿医学中心行宫内输血治疗。

（二）羊水过多合并正常胎儿

应寻找病因，治疗原发病。前列腺素合成酶抑制剂（如吲哚美辛）有抗利尿作用。可抑制胎儿排尿能使羊水量减少。用药期间每周一次超声监测羊水量。

由于吲哚美辛可使胎儿动脉导管闭合，不宜长时间应用，妊娠>32周者也不宜使用。

自觉症状轻者，注意休息，取侧卧位以改善子宫胎盘循环，需要时给予镇静剂。每周复查超声以便了解羊水指数及胎儿生长情况。自觉症状严重者，可经腹羊膜腔穿刺放出适量羊水，缓解压迫症状，必要时利用放出的羊水了解胎肺成熟度。放羊水时应密切观察孕妇血压、心率、呼吸变化，监测胎心，酌情给予镇静剂和抑制子宫收缩药物，预防早产。有必要时3~4周后可再次放羊水，以降低宫腔内压力。

羊水量反复增长，自觉症状严重者，妊娠≥34周，胎肺已成熟，可终止妊娠；如胎肺未成熟，可给予地塞米松促胎肺成熟治疗后再考虑终止妊娠。

（三）分娩时的处理

应警惕脐带脱垂和胎盘早剥的发生。若破膜后子宫收缩乏力，可静脉滴注缩宫素加强宫缩，密切观察产程。胎儿娩出后及时应用宫缩剂，预防产后出血发生。

二、羊水过少

妊娠晚期羊水量少于300ml者，称为羊水过少。羊水过少的发生率为0.4%~4%。羊水过少严重影响围产儿预后，羊水量少于50ml，围产儿病死率高达88%。

【病因】

羊水过少主要与羊水产生减少或羊水外漏增加有关。部分羊水过少原因不明。常见原因有：

（一）胎儿结构异常

以胎儿泌尿系统结构异常为主，如Meckel-Gruber综合征、Prune-Belly综合征、胎儿肾缺如（Potter 综合征）、肾小管发育不全、输尿管或尿道梗阻、膀胱外翻等引起少尿或无尿，导致羊水过少。染色体异常、脐膨出、膈疝、法洛四联症、水囊状淋巴管瘤、小头畸形、甲状腺功能减低等也可引起羊水过少。

（二）胎盘功能减退

过期妊娠、胎盘退行性变可导致胎盘功能减退。胎儿生长受限、胎儿慢性缺氧引起胎儿血液重新分配，为保障胎儿脑和心脏血供，肾血流量降低，胎儿尿生成减少，导致羊水过少。

（三）羊膜病变

某些原因不明的羊水过少与羊膜通透性改变，以及炎症、宫内感染有关。胎膜破裂，羊水外漏速度超过羊水生成速度，可导致羊水过少。

（四）母体因素

妊娠期高血压疾病可致胎盘血流减少。孕妇脱水、血容量不足时，孕妇血浆渗透压增高，使胎儿血浆渗透压相应增高，尿液形成减少。孕妇服用某些药物，如前列腺素合成酶抑制剂、血管紧张素转化酶抑制剂等有抗利尿作用，使用时间过长，可发生羊水过少。一些免疫性疾病如系统性红斑狼疮、干燥综合征、抗磷脂综合征等，也可导致羊水过少。

【临床表现及诊断】

（一）临床表现

羊水过少的临床症状多不典型。多伴有胎儿生长受限，孕妇自我感觉腹部较其他孕妇小，有时候孕妇于胎动时感腹部不适，胎盘功能减退时常伴有胎动减少。检查见宫高腹围较同期孕周小，合并胎儿生长受限更明显，有子宫紧裹胎儿感。子宫敏感，轻微刺激易引发宫缩。临产后阵痛明显，且宫缩多不协调。胎膜破裂者，阴道漏出清亮或者血性流液，或者孕妇内裤变湿等。阴道检查时，发现前羊膜囊不明显，胎膜紧贴胎儿先露部，人工破膜时羊水流出极少。

（二）辅助检查

1. 超声检查

是最重要的辅助检查方法。妊娠晚期羊水最大暗区垂直深度（AFV）≤2cm为羊水过少，≤1cm为严重羊水过少。羊水指数（AFI）≤5cm诊断为羊水过少。超声检查还能及时发现胎儿生长受限，以及胎儿肾缺如、肾发育不全、输尿管或尿道梗阻等畸形。

2. 电子胎心监护

羊水过少胎儿的胎盘储备功能减低，无应激试验（NST）可呈无反应型。分娩时主要威胁胎儿，子宫收缩致脐带受压加重，可出现胎心变异减速和晚期减速。

3. 胎儿染色体检查

羊水或脐血穿刺获取胎儿细胞进行细胞或分子遗传学的检查，了解胎儿染色体数目、结构有无异常，以及可能检测的染色体的微小缺失或重复。羊水过少时，穿刺取样较困难，应告知风险和失败可能。

【对母儿的影响】

（一）对胎儿的影响

羊水过少时，围产儿病死率明显增高。轻度羊水过少时，围产儿病死率增高13倍；重度羊水过少时，围产儿病死率增高47倍，死亡原因主要是胎儿缺氧和胎儿结构异常。羊水过少若发生在妊娠早期，胎膜与胎体粘连造成胎儿结构异常，甚至肢体短缺；若发生在妊娠中、晚期，子宫外压力直接作用于胎儿，引起胎儿肌肉骨骼畸形，如斜颈、曲背、手足畸形等；先天性无肾所致的羊水过少可引起 Potter 综合征（肺发育不全、长内眦赘皮襞、扁平鼻、耳大位置低、铲形手及弓形腿等），预后极差，多数患儿娩出后即死亡。羊水过少往往伴有胎儿生长受限，甚至出现胎死宫内。

（二）对母体的影响

手术分娩率和引产率均增加。

【处理】

根据胎儿有无畸形和孕周大小选择治疗方案。

（一）羊水过少合并胎儿严重致死性结构异常

确诊胎儿为严重致死性结构异常应尽早终止妊娠。超声可明确胎儿结构异常，染色体异常检测应依赖于介入性产前诊断，结果经评估并与孕妇及家属沟通后，胎儿无法存活者可终止妊娠。

（二）羊水过少合并正常胎儿

寻找并去除病因。动态监测胎儿宫内情况，包括胎动计数、胎儿生物物理评分、超声动态监测羊水量及脐动脉收缩期峰值流速与舒张末期流速（S/D）的比值、胎儿电子监护。

1. 终止妊娠

对妊娠已足月、胎儿可宫外存活者，应及时终止妊娠。合并胎盘功能不良、胎儿窘迫，或破膜时羊水少且胎粪严重粪染，估计短时间不能结束分娩者，应采用剖宫产术终止妊娠，以降低围产儿死亡率。对胎儿储备功能尚好，无明显宫内缺氧，可以阴道试产，并密切观察产程进展，连续监测胎心变化。对于因胎膜早破导致的羊水过少，按照胎膜早破处理。

2. 严密观察

对妊娠未足月，胎肺不成熟者，可针对病因对症治疗，尽量延长孕周。根据孕龄及胎儿宫内情况，必要时终止妊娠。

第六节 脐带异常

脐带若发生先露或脱垂、缠绕、长度异常或打结等，可对胎儿造成危害。

一、脐带先露与脐带脱垂

胎膜未破时脐带位于胎先露部前方或一侧，称为脐带先露或隐性脐带脱垂。胎膜破裂时脐带脱出于宫颈口外，降至阴道内甚至露于外阴部，称为脐带脱垂。

【病因】

（1）胎头未衔接时如头盆不称；胎头入盆困难。

（2）胎位异常，如臀先露、肩先露、枕后位。

（3）胎儿过小或羊水过多。

（4）脐带过长。

（5）脐带附着异常及低置胎盘等。

【对母儿的影响】

（一）对母体影响

增加剖宫产率及手术助产率。

（二）对胎儿影响

发生在胎先露部尚未衔接、胎膜未破时的脐带先露，因宫缩时胎先露部下降，一过性压迫脐带导致胎心率异常。胎先露部已衔接、胎膜已破者，脐带受压于胎先露部与骨盆之间，引起胎儿缺氧，甚至胎心完全消失；以头先露最严重，肩先露最轻。若脐带血液循环阻断超过7~8分钟，可胎死宫内。

【诊断】

有脐带脱垂危险因素存在时，应警惕脐带脱垂的发生。胎膜未破，于胎动、宫缩后胎心率突然变慢，改变体位、上推胎先露部及抬高臀部后迅速恢复者，应考虑有脐带先露的可能，临产后应行胎心监护。胎膜已破出现胎心率异常，应立即行阴道检查，了解有无脐带脱垂和有无脐带血管搏动。在胎先露部旁或其前方以及阴道内触及脐带者，或脐带脱出于外阴者，即可确诊。超声，特别是彩色多普勒超声检查有助于明确诊断。

【治疗】

（一）脐带先露

经产妇、胎膜未破、宫缩良好者，取头低臀高位，密切观察胎心率，等待胎头衔接，宫口逐渐扩张，胎心持续良好者，可经阴道分娩。初产妇、或足先露或肩先露者，应行剖宫产术。

（二）脐带脱垂

发现脐带脱垂，胎心尚好，胎儿存活者，应争取尽快娩出胎儿。

1. 宫口开全

胎头已入盆，行产钳术；臀先露行臀牵引术。

2. 宫颈未开全

产妇立即取头低臀高位，将胎先露部上推，应用抑制子宫收缩的药物，以缓解或减轻脐带受压；严密监测胎心，同时尽快行剖宫产术。

【预防】

妊娠晚期及临产后，超声检查有助于尽早发现脐带先露。对临产后胎先露部迟迟不入盆者，尽量不做或少做肛查或阴道检查。

二、脐带缠绕

脐带围绕胎儿颈部、四肢或躯干者，称为脐带缠绕。90%为脐带绕颈，以绕颈一周者居多，占分娩总数的20%左右。发生原因与脐带过长、胎儿小、羊水过多及胎动频繁等有关。脐带绕颈对胎儿影响与脐带缠绕松紧、缠绕周数及脐带长短有关。

临床特点：①胎先露部下降受阻：脐带缠绕使脐带相对变短，影响胎先露部入盆，可使产程延长或停滞。②胎儿窘迫：当缠绕周数多、过紧使脐带受牵拉，或因宫缩使脐带受压，导致胎儿血液循环受阻，胎儿缺氧。③胎心率变异：胎儿宫内缺氧时，可出现频繁的变异减速。④彩色多普勒超声检查时，在胎儿颈部发现脐带血流信号。⑤超声检查见脐带缠绕处皮肤有明显压迹，脐带缠绕1周呈U形压迹，内含一小圆形衰减包块，并可见其中小短光条；脐带缠绕2周呈W形；脐带缠绕3周或3周以上呈锯齿形，其上为一条衰减带状回声。出现上述情况应高度警惕脐带缠绕，特别是胎心监护出现频繁的变异减速，经吸氧、改变体位不能缓解时，应及时终止妊娠。产前超声诊断为脐带缠绕，在分娩过程中应加强监护，一旦出现胎儿窘迫，及时处理。

三、脐带长度异常

脐带正常长度为30~100cm，平均长度为55cm。脐带短于30cm者，称为脐带过短；脐带超过100cm者，称为脐带过长。妊娠期间脐带过短常无临床征象，临产后因胎先露部下降，脐带被牵拉过紧，使胎儿血液循环受阻，因缺氧出现胎心率异常；严重者导致胎盘早剥。胎先露部下降受阻，引起产程延长，以第二产程延长居多。经吸氧胎心率仍无改善，应立即行剖宫产结束分娩。脐带过长易造成脐带绕颈、绕体、打结、脱垂或脐带受压。

四、脐带打结

脐带打结有假结和真结两种。脐带假结指因脐血管较脐带长，血管卷曲似结，或因脐静脉较脐动脉长形成迂曲似结，通常对胎儿无大危害。脐带真结多先为脐带缠绕胎体，后因胎儿穿过脐带套环而成真结。脐带真结较少见，发生率为1.1%。若脐带真结未拉紧则无症状，拉紧后胎儿血液循环受阻可致胎死宫内。多数在分娩后确诊。

五、脐带扭转

脐带扭转，胎儿活动可使脐带顺其纵轴扭转呈螺旋状，生理性扭转可达6～11周。脐带过分扭转在近胎儿脐轮部变细呈索状坏死，引起血管闭塞或伴血栓形成，胎儿可因血运中断而致死亡。

六、脐带附着异常

脐带分别附着于胎儿处和胎盘处。脐带在胎儿处附着异常时可发生脐膨出、腹裂等，超声检查大多可明确诊断，根据胎儿有无结构异常及评估预后而选择继续还是终止妊娠。

正常情况下，脐带附着于胎盘胎儿面的近中央处。若附着于胎盘边缘，称为球拍状胎盘，分娩过程中对母儿无大影响，多在产后检查胎盘时发现。若附着于胎膜上，脐带血管通过羊膜与绒毛膜间进入胎盘，称为脐带帆状附着，若胎膜上的血管跨过宫颈内口位于胎先露部前方，称为前置血管。由于前置的血管缺乏华通胶的保护，容易受到宫缩时胎先露的压迫或发生破膜时血管断裂。将导致脐血循环受阻、胎儿失血而出现胎儿窘迫，甚至突然死亡。由于脐带帆状附着对胎儿危害大，所以，超声检查时应注意脐带附着于胎盘的部位。尤其是妊娠晚期超声发现胎盘低于正常位置者，应进一步评价脐带的插入位置。对于有前置血管高危因素的孕妇，如脐带低或帆状附着，双叶胎盘或副胎盘或有阴道流血的孕妇，可行经阴道多普勒超声检查。已诊断为脐带帆状附着和前置血管的孕妇，妊娠期应严密观察，胎儿成熟后行择期剖宫产，以降低围产儿死亡率。

七、脐血管数目异常

正常脐带有三条血管，一条脐静脉，两条脐动脉。若脐带只有一条动脉时，为单脐动脉。大多数病例在产前用超声检查可以发现。如果超声检查只发现单脐动脉这一因素，而没有其他结构异常，新生儿预后良好，如果同时有其他超声结构异常，染色体非整倍体以及其他畸形的风险增高，如肾脏发育不全、无肛门、椎骨缺陷等。

第三章　正常分娩

妊娠达到及超过 28 周（196 日），胎儿及附属物从临产开始至全部从母体娩出的过程称分娩。妊娠达到 28 周至 36⁺⁶ 周（196～258 日）期间分娩称早产；妊娠达到 37 周至 41⁺⁶ 周（259～293 日）期间分娩称足月产；妊娠达到及超过 42 周（≥294 日）期间分娩称过期产。

第一节　分娩动因

分娩启动的原因至今没有定论，也不能用单一机制来解释，现认为分娩启动是多因素综合作用的结果。

一、炎症反应学说

大量研究表明，炎症在分娩启动中扮演了重要角色。母-胎界面免疫微环境由蜕膜中的免疫活性细胞及其分泌的细胞因子组成，母体的免疫调节系统参与调节该免疫微环境，使母体在妊娠期间对胎儿产生特异性免疫耐受以维持妊娠。在分娩启动过程中免疫系统发生变化，不仅表现在全身，在母胎界面也有明显变化，免疫平衡的改变可能在分娩启动中起着重要作用。同时，分娩前子宫蜕膜、宫颈均出现明显的中性粒细胞和巨噬细胞的趋化和浸润，炎症因子表达增高，提示存在非感染性炎症。

二、内分泌控制理论

分娩启动时子宫平滑肌由非活跃状态向活跃状态转化，这种转化受多种内分泌激素的调控，最终触发宫缩及宫颈扩张，启动分娩。

（一）前列腺素

前列腺素（PGs）是一种旁-自分泌激素，主要在分泌的局部起作用。子宫前列腺素合成增加是分娩启动的重要因素，目前认为 PGs 的主要作用：①诱发子宫有力地、协调地收缩；②促宫颈成熟；③上调缩宫素受体的表达，增强子宫对缩宫素的敏感性。

（二）甾体类激素

人类雌激素在妊娠期是由胎盘-胎儿单位共同合成的，雌激素水平增高可通过以下机制参与分娩启动：①促使子宫功能性改变；②刺激 PGs 的产生，子宫肌层、子宫内膜及宫颈黏膜均能产生 PGs，PGs 不仅能诱发宫缩，还能促进宫颈成熟；③促进肌动蛋白蓄积于子宫体部，增强子宫收缩；④增高子宫肌细胞膜电位活性，使子宫对缩宫素的敏感性增加，并促进宫颈成熟。相反，孕激素促进一氧化氮（NO）的合成，抑制细胞间连接的形成，下调 PGs 的合成及钙通道和缩宫素受体的表达。雌/孕激素比率上升可能不是人类分娩的动因，但两者都对妊娠的维持和分娩的启动起重要作用。

（三）缩宫素

研究表明缩宫素对分娩的启动起重要的但非绝对的作用。妊娠期间母体循环中缩宫素的水平不发生改变，仅在分娩发动后，随产程进展逐渐增加，在第二产程胎儿娩出前达峰值。但子宫缩宫素受体的表达随妊娠的进展而增高，因而随妊娠进展子宫对缩宫素的敏感性增高。缩宫素可间接通过刺激胎膜前列腺素 E_2（PGE_2）和前列腺素 $F_{2\alpha}$（$PGF_{2\alpha}$）的释放，直接通过缩宫素受体或钙通道介导的途径来诱发宫缩。

三、机械性刺激

又称子宫张力理论。随着妊娠的进展，子宫内容积增大，子宫壁的伸展张力增加，子宫壁收缩的敏感性增加；妊娠末期羊水量逐渐减少而胎儿不断生长，胎儿与子宫壁，特别是与子宫下段和宫颈部密切接触；此外，在宫颈部有 Frankenhauser 神经丛，胎儿先露部下降压迫此神经丛，均可刺激诱发子宫收缩。

四、子宫功能性改变

在内分泌激素的作用下，子宫通过肌细胞间隙连接以及细胞内钙离子水平增高发生子宫功能性改变。特别是缩宫素的作用，与子宫肌细胞上的缩宫素受体结合后，启动细胞膜上的离子通道，使细胞内游离的钙离子增加，促发子宫收缩。另一方面，胎盘分泌的缩宫素酶可降解缩宫素，两者的平衡变化与分娩启动相关。

第二节　决定分娩的因素

决定分娩的因素是产力、产道、胎儿及社会心理因素。各因素正常并相互适应，胎儿经阴道顺利自然娩出，为正常分娩。

一、产力

将胎儿及其附属物从子宫内逼出的力量称产力。产力包括子宫收缩力（简称宫缩）、腹壁肌及膈肌收缩力（统称腹压）和肛提肌收缩力。

（一）子宫收缩力

子宫收缩力是临产后的主要产力，贯穿于整个分娩过程中。临产后的宫缩能迫使宫颈管消失、宫口扩张、胎先露部下降、胎盘和胎膜娩出。临产后正常宫缩的特点包括：

1. 节律性

子宫节律性收缩是临产的重要标志。每次子宫收缩都是由弱渐强（进行期），维持一定时间（极期），一般 30~40 秒，随后从强渐弱（退行期），直至消失进入间歇期。间歇期一般为5~6分钟。随产程进展宫缩持续时间逐渐延长，间歇期逐渐缩短。当宫口开全后，宫缩可持续达60秒，间歇期仅1~2分钟。如此反复，直至分娩结束。宫缩极期使宫腔压力于第一产程末可达40~60mmHg，于第二产程期间增至100~150mmHg，而间歇期仅为6~12mmHg。宫缩时，子宫肌壁血管受压，子宫血流量减少，但间歇期子宫血流量又恢复，对胎儿血流灌注有利。

2. 对称性和极性

正常宫缩起自两侧子宫角部，迅速向子宫底中线集中，左右对称，再以2cm/s的速度向子宫下段扩散，约15秒可均匀协调地遍及整个子宫，此为子宫收缩的对称性。宫缩以子宫底部最强最持久，向下逐渐减弱，此为子宫收缩的极性。子宫底部收缩力的强度是子宫下段的2倍。

3. 缩复作用

每当宫缩时，子宫体部肌纤维缩短变宽，间歇期虽松弛，但不能完全恢复到原来长度，经过反复收缩，肌纤维越来越短，这种现象称缩复作用。缩复作用使宫腔容积逐渐缩小，迫使胎先露部下降，宫颈管消失及宫口扩张。

（二）腹壁肌及膈肌收缩力

腹壁肌及膈肌收缩力（简称腹压）是第二产程时娩出胎儿的重要辅助力量。宫口开全后，每当宫缩时，前羊水囊或胎先露部压迫骨盆底组织及直肠，反射性地引起排便动作，产妇主动屏气向下用力，腹壁肌及膈肌强有力地收缩使腹内压增高。腹压在第二产程末期配以宫缩时运用最有效，能迫使胎儿娩出，在第三产程亦可促使已剥离的胎盘娩出。过早用腹压易使产妇疲劳和宫颈水肿，致使产程延长。

（三）肛提肌收缩力

肛提肌收缩力有协助胎先露部在骨盆腔进行内旋转的作用。当胎头枕部位于耻骨弓下时，能协助胎头仰伸及娩出。当胎盘娩出至阴道时，肛提肌收缩力有助于胎盘娩出。

二、产道

产道是胎儿从母体娩出的通道，包括骨产道和软产道两部分。

（一）骨产道

骨产道指真骨盆，是产道的重要组成部分，其大小及形状与分娩关系密切。骨盆腔分为 3 个假想平面，即通常所称的骨盆平面。

1. 骨盆入口平面

即真假骨盆的交界面，呈横椭圆形，共有 4 条径线，即入口前后径、入口横径、入口左斜径及入口右斜径。

（1）入口前后径

又称真结合径，指从耻骨联合上缘中点至骶岬前缘正中的距离，平均约为 11cm，胎先露入盆与此径线关系密切。

（2）入口横径

左右髂耻缘间的最大距离，平均约为 13cm。

（3）入口斜径

左斜径为左骶髂关节至右髂耻隆突间的距离，右斜径为右骶髂关节至左髂耻隆突间的距离，平均约为 12.75cm。

2. 中骨盆平面

为骨盆最小平面，呈纵椭圆形，其大小与分娩关系最为密切。其前方为耻骨联合下缘，两侧为坐骨棘，后为骶骨下端。中骨盆平面有两条径线，即中骨盆横径和中骨盆前后径。

（1）中骨盆横径

又称坐骨棘间径，指两侧坐骨棘间的距离，正常值平均约为 10cm，其长短与胎先露内旋转关系密切。

（2）中骨盆前后径

是指耻骨联合下缘中点通过两侧坐骨棘间连线中点到骶骨下端间的距离，平均约为 11.5cm。

3. 骨盆出口平面

由两个不同平面的三角形组成。前三角顶端为耻骨联合下缘，两侧为耻骨降支。后三角顶端为骶尾关节，两侧为骶结节韧带。骨盆出口平面共有 4 条径线，即出口前后径、出口横径、前矢状径及后矢状径。

（1）出口前后径

指耻骨联合下缘到骶尾关节间的距离，平均约为 11.5cm。

（2）出口横径

指两侧坐骨结节内侧缘的距离，也称坐骨结节间径，平均约为 9cm。出口横径是胎先露部通过骨盆出口的径线，与分娩关系密切。

（3）出口前矢状径

耻骨联合下缘至坐骨结节连线中点的距离，平均约为 6cm。

（4）出口后矢状径

骶尾关节至坐骨结节连线中点的距离，平均约为 8.5cm。若出口横径稍短，则应测量出口后矢状径，如两径线之和大于 15cm 时，中等大小的足月胎头可通过后三角区经阴道分娩。

4. 骨盆轴与骨盆倾斜度

骨盆轴为连接骨盆各假想平面中点的曲线。分娩及助产时，胎儿沿此轴方向娩出。骨盆轴上段向下向后，中段向下，下段向下向前。骨盆倾斜度是指妇女直立时，骨盆入口平面与地平面所成的角度，一般为 60°。若倾斜度过大，则常影响胎头的衔接。改变体位可改变骨盆倾斜度。

（二）软产道

由子宫下段、宫颈、阴道及盆底软组织共同组成的弯曲管道。

1. 子宫下段的形成

由未孕时的子宫峡部形成。子宫峡部上界为宫颈管最狭窄的解剖学内口，下界为宫颈管的组织学内口。未孕时子宫峡部长约 1cm，妊娠 12 周后逐渐伸展成为宫腔的一部分，随着妊娠的进展被逐渐拉长，至妊娠末期形成子宫下段。临产后，规律的宫缩使子宫下段进一步拉长达 7～10cm。由于子宫体部肌纤维的缩复作用，使上段肌壁越来越厚，下段肌壁被动牵拉而越来越薄。在子宫内面的上、下段交界处形成环状隆起，称生理性缩复环。生理情况时，此环不能从腹部见到。

2. 宫颈管消失及宫口扩张

临产后宫颈发生两个变化：①宫颈管消失；②宫口扩张。初产妇通常是先宫颈管消失，随后宫口扩张。临产后宫口扩张主要是子宫收缩及缩复向上牵拉的结果。临产前宫颈管长约 23cm，临产后由于宫缩牵拉及胎先露、前羊膜囊的直接压迫，使宫颈内口向上向外扩张，宫颈管形成漏斗状，随后宫颈管逐渐变短、消失。宫缩使胎先露部衔接，在宫缩时前羊水不能回流，加之子宫下段的胎膜容易与该处蜕膜分离而向宫颈管突出，形成前羊膜囊，协助宫口扩张。宫口近开全时胎膜多自然破裂，破膜后胎先露部直接压迫宫颈，使宫口扩张明显加快。当宫口开全时，妊娠足月胎头方能通过。经产妇一般是宫颈管消失与宫口扩张同时进行。

3. 阴道、骨盆底及会阴的变化

正常阴道伸展性良好，一般不影响分娩。临产后前羊膜囊及胎先露部将阴道上部撑开，破膜以后胎先露部直接压迫盆底，软产道下段形成一个向前向上弯曲的筒状通道，阴道壁黏膜皱襞展平、阴道扩张变宽。肛提肌向下及两侧扩展，肌纤维逐步拉长，使会阴由 5cm 厚变成 2～4mm，以利胎儿通过。但由于会阴体部承受压力大，分娩时可造成裂伤。

三、胎儿

胎儿的大小、胎位及有无畸形是影响分娩及决定分娩难易程度的重要因素之一。主要通过超声检查并结合测量宫高来估计胎儿体重。一般估计的胎儿体重与实际出生体重相差在10%以内即视为评估较准确。分娩时，即使骨盆大小正常，但如果胎儿过大致胎头径线过长，可造成头盆不称导致难产。胎头是胎体的最大部分，也是胎儿通过产道最困难的部分。

（一）胎头各径线及囟门

1. 胎头各径线

胎头径线主要有4条：双顶径、枕额径、枕下前囟径及枕颏径。双顶径可用于判断胎儿大小，胎儿一般以枕额径衔接，以枕下前囟径通过产道。

2. 囟门

胎头两颅缝交界空隙较大处称囟门。大囟门又称前囟，是由两侧额骨、两侧顶骨及额缝、冠状缝、矢状缝形成的菱形骨质缺如部位。小囟门又称后，由两侧顶骨、枕骨及颅缝形成的三角形骨质缺如部位。囟门是确定胎方位的重要标志。在分娩过程中，颅缝与囟门使头颅骨板有一定的活动余地，胎头在通过产道时受到挤压，颅缝轻度重叠，使胎头变形、变小，有利于胎儿娩出。

（二）胎位

产道为一纵行管道。纵产式（头先露或臀先露）时，胎体纵轴与骨盆轴相一致，容易通过产道。头先露时，胎头先通过产道，较臀先露易娩出，通过触清矢状缝及前后囟，可以确定胎方位。其中枕前位更利于完成分娩机转，易于分娩，其他胎方位会不同程度增加分娩困难。臀先露时，胎臀先娩出，较胎头周径小且软，产道不能充分扩张，胎头后娩出时无变形机会，因此胎头娩出较臀部困难。未足月时胎头相对于胎臀更大，故更易发生后出头困难。肩先露时，胎体纵轴与骨盆轴垂直，足月活胎不能通过产道，对母儿威胁极大。

（三）胎儿畸形

胎儿某一部分发育异常，如脑积水、联体双胎等，由于胎头或胎体过大，通过产道常发生困难。

四、社会心理因素

分娩虽属生理过程，但对产妇确实可产生心理上的应激。产妇的社会心理因素可引起机体产生一系列变化从而影响产力，因而也是决定分娩的重要因素之一。对分娩疼痛的恐惧和紧张可导致宫缩乏力、宫口扩张缓慢、胎头下降受阻、产程延长，甚至可导致胎儿窘迫、产后出血等。所以在分娩过程中，应给产妇心理支持，耐心讲解分娩的生理过程，尽量消除产妇的焦虑和恐惧心理，使产妇掌握分娩时必要的呼吸和躯体放松技术。

第三节　枕先露的分娩机制

分娩机制指胎儿先露部在通过产道时，为适应骨盆各平面的不同形态，被动地进行一系列适应性转动，以其最小径线通过产道的全过程。临床上枕先露左前位最多见，故以枕左前位的分娩机制为例，详加说明，包括衔接、下降、俯屈、内旋转、仰伸、复位及外旋转、胎肩及胎儿娩出等动作。分娩机制各动作虽然分别描述，但其过程实际是连续的。

（一）衔接

胎头双顶径进入骨盆入口平面，颅骨的最低点接近或达到坐骨棘水平，称为衔接。胎头呈半俯屈状态进入骨盆入口，以枕额径衔接。由于枕额径大于骨盆入口前后径，胎头矢状缝多在骨盆入口右斜径上。部分初产妇在预产期前 1～2 周内衔接，经产妇多在临产后才衔接。

（二）下降

胎头沿骨盆轴前进的动作称为下降。下降贯穿于分娩全过程，并与其他动作同时进行。当宫缩时胎头下降，间歇时胎头又稍退缩，因此胎头与骨盆之间的相互挤压也呈间歇性，这样对母婴均有利。促使胎头下降的因素有：①宫缩时通过羊水传导，压力经胎轴传至胎头；②宫缩时宫底直接压迫胎臀；③胎体伸直伸长；④腹肌收缩使腹压增加。初产妇因宫口扩张缓慢，软组织阻力大，胎头下降速度较经产妇慢。观察胎头下降程度是临床判断产程进展的重要标志。

（三）俯屈

当胎头继续下降至骨盆底时，处于半俯屈状态的胎头遇到肛提肌阻力，进一步俯屈，使胎儿下颏更加接近胸部，使胎头衔接时的枕额径变为枕下前囟径，有利于胎头继续下降。

（四）内旋转

当胎头下降至骨盆底遇到阻力时，胎头为适应前后径长、横径短的特点，枕部向母体中线方向旋转45°达耻骨联合后方，使其矢状缝与中骨盆及骨盆出口前后径相一致的动作称内旋转。胎头于第一产程末完成内旋转。枕先露时胎头枕部最低，遇到骨盆底肛提肌阻力，肛提肌收缩将胎头枕部推向阻力小、部位宽的前方。

（五）仰伸

当胎头完成内旋转后，俯屈的胎头即达到阴道口。宫缩、腹压迫使胎头下降，而肛提肌收缩又将胎头向前推进，两者的合力使胎头沿骨盆轴下段向下向前的方向转向上。当胎头枕骨下部达耻骨联合下缘时，即以耻骨弓为支点，胎头逐渐仰伸，胎头的顶、额、鼻、口、颏相继娩出。当胎头仰伸时，胎儿双肩径进入骨盆入口左斜径。

（六）复位及外旋转

胎头娩出时，胎儿双肩径沿骨盆入口左斜径下降。胎头娩出后，为使胎头与胎肩恢复正常解剖关系，胎头枕部向母体左外旋转45，称复位。胎肩在盆腔内继续下降，前肩向前向母体中线旋转 45°时，胎儿双肩径转成与骨盆出口前后径相一致的方向，胎儿枕部需在外继续向母体左外侧旋转 45°，以保持胎头与胎肩的垂直关系，称外旋转。

（七）胎肩及胎儿娩出

外旋转后，胎儿前肩在耻骨弓下先娩出，后肩从会阴体前缘娩出，胎体及下肢随之娩出，完成分娩全部过程。

第四节　先兆临产、临产与产程

一、先兆临产

分娩发动前，往往出现一些预示即将临产的症状，如不规律宫缩、胎儿下降感以及阴道少量淡血性分泌物（俗称见红），称为先兆临产。

（一）不规律宫缩

又称假临产。分娩发动前，由于子宫肌层敏感性增强，可出现不规律宫缩。其特点：①宫缩频率不一致，持续时间短、间歇时间长且无规律；②宫缩强度未逐渐增强；③常在夜间出现而于清晨消失；④不伴有宫颈管短缩、宫口扩张等；⑤给予镇静剂能将其抑制。

（二）胎儿下降感

由于胎先露部下降、入盆衔接使宫底降低。孕妇自觉上腹部较前舒适，下降的先露部可压迫膀胱引起尿频。

（三）见红

分娩发动前24～48小时内，因宫颈内口附近的胎膜与该处的子宫壁分离，毛细血管破裂而少量出血，与宫颈管内的黏液相混合呈淡血性黏液排出，称见红，是分娩即将开始的比较可靠征象。若阴道流血较多，量达到或超过月经量，应考虑是否为病理性产前出血，常见原因有前置胎盘或胎盘早剥。

二、临产诊断

临产的重要标志为有规律且逐渐增强的子宫收缩，持续 30 秒或以上，间歇 5～6 分钟，同时伴随进行性宫颈管消失、宫口扩张和胎先露部下降。用镇静剂不能抑制临产。确定是否临产需严密观察宫缩的频率，持续时间及强度。消毒外阴后行阴道检查，了解宫颈长度、位置、质地、扩张情况及先露高低。目前多采用 Bishop 评分法判断宫颈成熟度，估计试产的成功率，满分为 13 分，>9 分均成功，7～9 分的成功率为 80%，4～6 分的成功率为 50%，≤3 分均失败。

三、总产程及产程分期

分娩全过程即总产程，指从规律宫缩开始至胎儿、胎盘娩出的全过程，临床上分为如下三个产程：

第一产程：又称宫颈扩张期，指从规律宫缩开始到宫颈口开全（10cm）。第一产程又分为潜伏期和活跃期：①潜伏期为宫口扩张的缓慢阶段，初产妇一般不超过 20 小时，经产妇不超过 14 小时。②活跃期为宫口扩张的加速阶段，可在宫口开至 4～5cm 即进入活跃期，最迟至 6cm 才进入活跃期，直至宫口开全（10cm）。此期宫口扩张速度应≥0.5cm/h。

第二产程：又称胎儿娩出期，指从宫口开全至胎儿娩出。未实施硬膜外麻醉者，初产妇最长不应超过 3 小时，经产妇不应超过 2 小时；实施硬膜外麻醉镇痛者，可在此基础上延长 1 小时，即初产妇最长不应超过 4 小时，经产妇不应超过 3 小时。值得注意的是，第二产程不应盲目等待至产程超过上述标准方才进行评估，初产妇第二产程超过 1 小时即应关注产程进展，超过 2 小时必须由有经验的医师进行母胎情况全面评估，决定下一步的处理方案。

第三产程：又称胎盘娩出期，指从胎儿娩出到胎盘娩出。一般约 5～15 分钟，不超过 30 分钟。

第五节　产程处理与分娩

一、第一产程

第一产程为正式临产到宫口开全（10cm）。由于临产时间有时难以确定，孕妇过早住院，可能带来不必要的干预，增加剖宫产率。因此推荐初产妇确定正式临产后，宫颈管完全消退可住院待产，经产妇则确定临产后尽快住院分娩。

【临床表现】

第一产程表现为宫缩规律、宫口扩张、胎先露下降及胎膜破裂。

（一）宫缩规律

第一产程开始时，子宫收缩力弱，持续时间较短约 30 秒，间歇期较长约 5～6 分钟。随产程进展，宫缩强度增加，持续时间延长，间歇期缩短。当宫口开全时，宫缩持续时间可长达 1 分钟，间歇仅 1～2 分钟。

（二）宫口扩张

表现为宫颈管逐渐变软、变短、消失，宫颈展平并逐渐扩大。开始宫口扩张速度较慢，后期速度加快。当宫口开全（10cm）时，子宫下段、宫颈及阴道共同形成桶状的软产道。

（三）胎先露下降

是决定能否经阴道分娩的重要指标。随着产程进展，先露部逐渐下降，并在宫口开大 4～6cm 后快速下降，直到先露部达到外阴及阴道口。

（四）胎膜破裂

胎儿先露部衔接后，将羊水分隔为前后两部，在胎先露部前面的羊水称前羊水。当宫缩时羊膜腔内压力增加到一定程度时胎膜自然破裂，前羊水流出。自然分娩胎膜破裂多发生在宫口近开全时。

【产程观察及处理】

在整个分娩过程中，需要观察产程进展，密切监护母儿安危，尽早发现异常，及时处理。

（一）产程观察及处理

1. 子宫收缩

包括宫缩频率、强度、持续时间、间歇时间、子宫放松情况。常用观察子宫收缩的方法包括腹部触诊及仪器监测。

腹部触诊：最简单也是最重要的方法。助产人员将手掌放于产妇的腹壁上，宫缩时可感到宫体部隆起变硬、间歇期松弛变软。

仪器监护：最常用的是外监护。将电子监护仪的宫腔压力探头放置于孕妇腹壁宫体部，连续描记 40 分钟，可显示子宫收缩开始、高峰、结束及相对强度。10 分钟内出现 3～5 次宫缩即为有效产力，可使宫颈管消失、宫口扩张和胎先露下降；10 分钟内>5 次宫缩定义为宫缩过频。

2. 宫口扩张及胎先露下降

经阴道指诊检查宫口扩张和胎先露下降情况。消毒外阴，通过食指和中指直接触摸了解骨盆、产道情况，了解宫颈管消退和宫口扩张情况、胎先露高低、确定胎方位、胎先露下方有无脐带，并进行 Bishop 宫颈成熟度评分。

胎头于活跃期下降加快，平均每小时下降 0.86cm。胎头下降情况有两种评估方法：①腹部触诊在骨盆入口平面（真假骨盆分界）上方可触及的剩余胎头部分，以国际五分法表示，用于初步判断：双手掌置于胎头两侧，触及骨盆入口平面时，双手指尖可在胎头下方彼此触及为剩余 5/5；双手掌指尖在胎头两侧有汇聚但不能彼此触及为剩余 4/5；双手掌在胎头两侧平行为剩余 3/5；双手掌在胎头两侧呈外展为剩余 2/5；双手掌在胎头两侧呈外展且手腕可彼此触及为剩余 1/5。②胎儿颅骨最低点与坐骨棘平面的关系：阴道检查可触及坐骨棘，胎头颅骨最低点平坐骨棘时，以"0"表示；在坐骨棘平面上 1cm 时，以"-1"表示；在坐骨棘平面下 1cm 时，以"+1"表示，余依次类推。

3. 胎膜破裂

一旦胎膜破裂，应立即监测胎心，并观察羊水性状（颜色和流出量），记录破膜时间，测量体温。若有胎心异常，应立即阴道检查排除脐带脱垂。破膜后应每 2 小时测量产妇体温，注意排查绒毛膜羊膜炎，根据临床指标决定是否启用抗生素预防或治疗感染。若无感染征象，破膜超过 12 小时尚未分娩可给予抗生素预防感染。

（二）胎心和母体观察及处理

1. 胎心监测

胎心应在宫缩间歇期听诊，随产程进展适当增加听诊次数。高危妊娠或怀疑胎儿受累、羊水异常时建议连续电子胎心监护评估胎心率、基线变异及其与宫缩的关系等，密切监测胎儿宫内情况。

2. 母体观察及处理

（1）生命体征：测量产妇生命体征并记录。第一产程宫缩时血压可升高 5～10mmHg，间歇期恢复。产妇有不适或发现血压升高应增加测量次数，并给予相应处理。产妇有循环、呼吸等其他系统合并症或并发症时，还应监测呼吸、氧饱和度、尿量等。

（2）阴道流血：观察有无异常阴道流血，警惕前置胎盘、胎盘早剥、前置血管破裂出血等情况。

（3）饮食：产妇宜少量多次摄入无渣饮食，既保证充沛的体力，又利于在需要急诊剖宫产时的麻醉安全。

（4）活动与休息：宫缩不强且未破膜，产妇可在室内适当活动。低危产妇适度活动和采取站立姿势有助于缩短第一产程。

（5）排尿：鼓励产妇每 2～4 小时排尿一次，避免膀胱充盈影响宫缩及胎头下降，必要时导尿。

（6）精神支持：产妇的精神状态可影响宫缩和产程进展。支持产妇克服阵痛带来的无助和恐惧感，增强产妇对自然分娩的信心，调动产妇的积极性与助产人员密切合作，有助于分娩顺利进行。

二、第二产程

第二产程为胎儿娩出期，即从宫口开全至胎儿娩出。第二产程的正确评估和处理对母儿结局至关重要。鉴于第二产程时限过长与母胎不良结局（产后出血、产褥感染、严重会阴裂伤，新生儿窒息/感染等）增加相关，因此第二产程的处理不应只考虑时限长短，更应重点关注胎心监护、宫缩、胎头下降、有无头盆不称、产妇一般情况等。既要避免试产不充分，轻率改变分娩方式，又要避免因评估不正确盲目延长第二产程可能增加母儿并发症的风险，应该在适宜的时间点选择正确的产程处理方案。

【临床表现】

宫口近开全或开全后，胎膜多会自然破裂。若仍未破膜，可影响胎头下降，应于宫缩间歇期行人工破膜。当胎头下降压迫盆底组织时，产妇有反射性排便感，并不自主地产生向下用力屏气的动作，会阴膨隆、变薄，肛门括约肌松弛。胎头于宫缩时露出于阴道口，在宫缩间歇期又缩回阴道内，称胎头拨露；当胎头双顶径越过骨盆出口，宫缩间歇期胎头不再回缩时称胎头着冠。产程继续进展，胎头娩出，接着胎头复位及外旋转，随后前肩和后肩相继娩出，胎体很快娩出，后羊水随之涌出。经产妇第二产程短，有时仅需几次宫缩即可完成胎头娩出。

【产程观察及处理】

（一）密切监测胎心

此期宫缩频而强，应增加胎心监测频率，每次宫缩过后或每 5 分钟监测一次，听诊胎心应在宫缩间歇期且至少听诊 30～60 秒。有条件者建议连续电子胎心监护，注意在每次宫缩后评估胎心率与宫缩的关系等，并区分胎心率与母体心率。若发现胎心异常，应立即行阴道检查，综合评估产程进展情况，尽快结束分娩。

（二）密切监测宫缩

第二产程宫缩持续时间可达 60 秒，间隔时间 1～2 分钟。宫缩的质量与第二产程时限密切相关，必要时可给予缩宫素加强宫缩。

（三）阴道检查

每隔 1 小时或有异常情况时行阴道检查，评估羊水性状、胎方位、胎头下降、胎头产瘤及胎头变形情况。胎头下降的评估务必先行腹部触诊，后行阴道检查，排除头盆不称。

（四）指导产妇用力

推荐产妇在有向下屏气用力的感觉后再指导用力，从而更有效地利用好腹压。胎头下降有异常时需同时评估产妇用力方法是否得当有效，并给予正确指导。方法是让产妇双足蹬在产床上，两手握住产床把手，宫缩时深吸气后屏气，然后如排便样向下用力以增加腹压。于宫缩间歇期，产妇自由呼吸并全身肌肉放松。宫缩时，再做同样的屏气动作，以加速产程进展。

【接产】

（一）接产准备

初产妇宫口开全、经产妇宫口扩张 6cm 以上且宫缩规律有力时，将产妇送上分娩床作分娩准备，提前打开新生儿辐射台预热。通常让产妇头高脚低位仰卧于产床上，两腿屈曲分开露出外阴部，消毒外阴部 2～3 次，顺序依次为大阴唇、小阴唇、阴阜、大腿内上 1/3、会阴及肛门周围，臀下铺消毒巾。

（二）接产

1. 接产要领

向产妇做好分娩解释，取得产妇配合。接生者在产妇分娩时协助胎头俯屈，控制胎头娩出速度，适度保护会阴，让胎头以最小径线（枕下前囟径）缓慢通过阴道口，减少会阴严重撕裂伤风险。

2. 接产步骤

接生者站在产妇正面，当宫缩来临产妇有便意感时指导产妇屏气用力。胎头着冠时，指导产妇何时用力和呼气。会阴水肿、过紧、炎症，耻骨弓过低，胎儿过大、娩出过快等，均易造成会阴撕裂。接产者应在接产前作初步评估，接生时个体化指导产妇用力，并用手控制胎头娩出速度，同时左手轻轻下压胎头枕部，协助胎头俯屈，使胎头双顶径缓慢娩出，此时若娩出过急则可能撕裂会阴。当胎头枕部在耻骨弓下露出时，让产妇在宫缩间歇时期稍向下屏气，左手协助胎头仰伸，使胎头缓慢娩出，清理口腔黏液。胎头娩出后，不宜急于娩出胎肩，而应等待宫缩使胎头自然完成外旋转复位，使胎肩旋转至骨盆出口前后径。再次宫缩时接生者右手托住会阴，左手将胎儿颈部向下牵拉胎头，使前肩从耻骨弓下顺势娩出，继之托胎颈向上，使后肩从会阴前缘缓慢娩出。双肩娩出后，保护会阴的右手放松，双手协助胎体娩出。胎儿娩出后用器皿置于产妇臀下计量产后失血量。

3. 限制性会阴切开

不应对初产妇常规会阴切开，当出现下列情况时才考虑会阴切开术：会阴过紧或胎儿过大、估计分娩时会阴撕裂不可避免者，或母儿有病理情况急需结束分娩者。产钳或胎头负压吸引器助产视母胎情况和手术者经验决定是否需要会阴切开。一般在胎头着冠时切开，可以减少出血，或决定手术助产时切开。

会阴切开缝合术：阴部神经阻滞麻醉联合会阴切口局麻生效后常用以下两种术式：①会阴后-侧切开术：多为左侧，术者于宫缩时以左手示、中两指伸入阴道内撑起左侧阴道壁，右手用剪刀自会阴后联合中线向左向后45°剪开会阴，长4~5cm；②会阴正中切开术：术者于宫缩时沿会阴后联合正中垂直剪开2cm。此法优点为剪开组织少、出血量少、术后组织肿胀疼痛轻微。但切口有自然延长撕裂肛门括约肌的危险，胎儿大或接产技术不熟练者不宜采用。

胎儿娩出前纱布压迫切口止血。胎儿胎盘娩出后缝合切口，注意彻底止血，恢复解剖结构。

4. 延迟脐带结扎

推荐对早产儿（<37周）娩出后延迟脐带结扎至少60秒，有利于胎盘血液转运至新生儿，增加新生儿血容量、血红蛋白含量，有利于维持早产儿循环的稳定性并可减少脑室内出血的风险。

三、第三产程

第三产程为胎盘娩出期，即从胎儿娩出到胎盘娩出，约需5~15分钟，不超过30分钟。

【临床表现】

胎儿娩出后，宫腔容积明显缩小，胎盘与子宫壁发生错位剥离，胎盘剥离面出血形成积血。子宫继续收缩，使胎盘完全剥离而娩出。胎盘剥离征象有：①宫体变硬呈球形，胎盘剥离后降至子宫下段，下段被动扩张，宫体呈狭长形被推向上方，宫底升高达脐上；②阴道口外露的脐带段自行延长；③阴道少量流血；

④用手掌尺侧在产妇耻骨联合上方轻压子宫下段，宫体上升而外露的脐带不再回缩。胎盘剥离后从阴道排出体外。

胎盘剥离及排出方式有两种：①胎儿面娩出式：多见，胎盘胎儿面先排出。胎盘从中央开始剥离，而后向周围剥离，其特点是胎盘先排出，随后见少量阴道流血。②母体面娩出式：少见，胎盘母体面先排出，胎盘从边缘开始剥离，血液沿剥离面流出，其特点是先有较多阴道流血，胎盘后排出。

【处理】

（一）新生儿处理

1. 一般处理

新生儿出生后置于辐射台上擦干、保暖。

2. 清理呼吸道

用吸球吸去气道黏液及羊水，当确定气道通畅仍未啼哭时，可用手抚摸新生儿背部或轻拍新生儿足底，待新生儿啼哭后，即可处理脐带。

3. 新生儿阿普加评分（Apgar score）及脐动脉血气 pH 测定的意义

Apgar 评分是用于快速评估新生儿出生后一般状况的方法，由 5 项体征组成，包括心率、呼吸、肌张力、喉反射及皮肤颜色。5 项体征中的每一项授予分值 0 分、1 分或 2 分，然后将 5 项分值相加，即为 Apgar 评分的分值。1 分钟 Apgar 评分评估出生时状况，反映宫内的情况，但窒息新生儿不能等 1 分钟后才开始复苏。5 分钟 Apgar 评分则反映复苏效果，与近期和远期预后关系密切。脐动脉血气代表新生儿在产程中血气变化的结局，提示有无缺氧、酸中毒及其严重程度，反映窒息的病理生理本质，较 Apgar 评分更为客观、更具有特异性。

我国新生儿窒息标准：①1 或 5 分钟 Apgar 评分≤7，仍未建立有效呼吸；②脐动脉血气 pH<7.15；③排除其他引起低 Apgar 评分的病因；④产前具有可能导致窒息的高危因素。以上①③为必要条件，④为参考指标。

4. 处理脐带

剪断脐带后在距脐根上方 0.5cm 处用丝线、弹性橡皮圈或脐带夹结扎，残端消毒后无菌纱布包扎，注意扎紧以防脐带出血。

5. 其他处理

新生儿体格检查，将新生儿足底印及母亲拇指印留于新生儿病历上，新生儿手腕带和包被标明性别、体重、出生时间、母亲姓名。帮助新生儿早吸吮。

（二）协助胎盘娩出

正确处理胎盘娩出可预防产后出血。在胎儿前肩娩出后将缩宫素 10～20U 稀释于 250～500ml 生理盐水中静脉快速滴注，并控制性牵拉脐带，确认胎盘已完全剥离，以左手握住宫底，拇指置于子宫前壁，其余 4 指放于子宫后壁并按压，同时右手轻拉脐带，当胎盘娩至阴道口时，接生者双手捧起胎盘，向一个方向旋转并缓慢向外牵拉，协助胎盘胎膜完整剥离排出。若在胎膜排出过程中，发现胎膜部分断裂，可用血管钳夹住断裂上端的胎膜，再继续向原方向旋转，直至胎膜完全排出。

（三）检查胎盘胎膜

将胎盘铺平，先检查胎盘母体面胎盘小叶有无缺损，然后将胎盘提起，检查胎膜是否完整，再检查胎盘胎儿面边缘有无血管断裂，及时发现副胎盘。

（四）检查软产道

胎盘娩出后，应仔细检查会阴、小阴唇内侧、尿道口周围、阴道及宫颈有无裂伤。若有裂伤，应立即缝合。

（五）预防产后出血

为减少产后失血量，应用缩宫素等宫缩剂结合按摩子宫加强子宫收缩，注意观察并精确测量出血量。

（六）观察产后一般情况

胎盘娩出 2 小时内是产后出血的高危期，有时被称为第四产程。应在分娩室观察一般情况、产妇面色、结膜和甲床色泽，测量血压、脉搏和阴道流血量。注意子宫收缩、宫底高度、膀胱充盈否、会阴及阴道有无血肿等，发现异常情况及时处理。产后 2 小时无异常，将产妇和新生儿送回病房。

第六节　分娩镇痛

分娩镇痛的目的是有效缓解疼痛，同时可能有利于增加子宫血流，减少产妇因过度换气而引起的不良影响。产妇自临产至第二产程均可分娩镇痛。

（一）疼痛的原因

第一产程疼痛主要来自宫缩时子宫肌缺血缺氧和宫颈扩张时肌肉过度紧张，通过交感神经由胸神经 10、11、12 后段传递至脊髓。第二产程疼痛还包括来自胎头对盆底、阴道、会阴的压迫，通过骶神经 2、3、4 的感觉纤维传递至脊髓。另外，产妇紧张、焦虑可导致害怕-紧张-疼痛综合征。

（二）分娩镇痛的基本原则

①对产程影响小；②安全、对产妇及胎儿不良作用小；③药物起效快、作用可靠、给药方法简便；④有创镇痛由麻醉医师实施并全程监护。

（三）分娩镇痛种类

1. 非药物镇痛

产痛与精神紧张相关，因此产前应进行宣教，强调分娩是一个自然的生理过程，足够的心理支持，获得产妇的主动配合。非药物镇痛包括调整呼吸、全身按摩、家属陪伴、导乐，可单独应用或联合药物镇痛法等应用。

2. 全身阿片类药物麻醉

可以通过静脉注射或肌内注射间断给予，也可以通过患者自控性镇痛（patient-controlled analgesia，PCA）。阿片类药物主要作用是镇静，可以产生欣快感，但镇痛效果有限，而且有可能导致产妇恶心、呼吸抑制、胃肠道排空延长、胎心变异减少、新生儿呼吸抑制等。常用阿片类药物包括：哌替啶、芬太尼、瑞芬太尼、纳布啡等。

3. 椎管内麻醉镇痛

通过局麻药作用达到身体特定区域的感觉阻滞，包括腰麻、硬膜外麻醉或腰硬联合麻醉。其优点为镇痛平面固定，较少引起运动阻滞，易于掌握用药剂量，可以长时间保持镇痛效果。但如果麻醉平面过高可导致严重呼吸抑制。其他并发症还包括低血压、局麻药毒性反应、过敏反应、麻醉后头痛、神经损伤、产时发热、第二产程延长等。由于其副作用和并发症，麻醉医师除了掌握麻醉技术外还应熟悉并发症的紧急处理。

实施硬膜外麻醉时，第二产程初产妇最长不应超过 4 小时，经产妇不应超过 3 小时。

第四章 异常分娩

异常分娩又称难产，其影响因素包括产力、产道、胎儿及社会心理因素，这些因素既相互影响又互为因果关系。任何一个或一个以上的因素发生异常及四个因素间相互不能适应，而使分娩进程受到阻碍，称异常分娩。

第一节 概　述

异常分娩时，必须早期识别，同时综合分析产力、产道、胎儿及社会心理因素，如骨盆狭窄可导致胎位异常及宫缩乏力，宫缩乏力亦可引起胎位异常，其中宫缩乏力和胎位异常可以纠正，从而有可能转化为正常分娩。应寻找异常分娩的病因，及时作出正确判断，恰当处理，以保证分娩顺利和母胎安全。

【病因】

最常见为产力、产道及胎儿异常。

（一）产力异常

包括各种收缩力异常（子宫、腹肌及膈肌、肛提肌），其中主要是子宫收缩力异常。子宫收缩力异常又分为收缩乏力（协调性子宫收缩乏力及不协调性子宫收缩乏力）和收缩过强（协调性子宫收缩过强及不协调性子宫收缩过强）。子宫收缩乏力可致产程延长或停滞；子宫收缩过强可引起急产或严重的并发症。

（二）产道异常

包括骨产道异常及软产道异常，以骨产道狭窄多见。骨产道狭窄（入口、中骨盆、出口），可导致产力异常或胎位异常。骨产道过度狭窄，即使正常大小的胎儿也难以通过（头盆不称）。

（三）胎儿异常

包括胎位异常（头先露异常、臀先露及肩先露等）及胎儿相对过大和胎儿发育异常。

【临床表现】

胎先露异常、胎儿发育异常、骨产道严重狭窄或软产道异常，在产前容易诊断。而多数的异常分娩是在分娩过程中表现出来。

（一）母体表现

1. 产妇全身衰竭症状

产程延长，产妇烦躁不安、体力衰竭、进食减少。严重者出现脱水、代谢性酸中毒及电解质紊乱，肠胀气或尿潴留。

2. 产科情况

表现为子宫收缩乏力或过强、过频；宫颈水肿或宫颈扩张缓慢、停滞；胎先露下降延缓或停滞。严重时，子宫下段极度拉长、出现病理缩复环、子宫下段压痛、血尿、先兆子宫破裂甚至子宫破裂。头盆不称或胎位异常时，先露部与骨盆之间有空隙，前后羊水交通，前羊膜囊受力不均，宫缩时胎膜承受压力过大而发生胎膜早破。因此，胎膜早破往往是异常分娩的征兆，需要查明有无头盆不称或胎位异常。

（二）胎儿表现

1. 胎头未衔接或延迟衔接

临产后胎头高浮，宫口扩张 5cm 以上胎头仍未衔接或才衔接为衔接异常，提示入口平面有严重的头盆不称或胎头位置异常。

2. 胎位异常

胎头位置异常是导致头位难产的首要原因，有胎方位衔接异常如高直位、不均倾位，有内旋转受阻如持续性枕后位及枕横位，胎头姿势异常如胎头仰伸呈前顶先露、额先露及面先露，胎头侧屈呈前不均倾。胎头位置异常使胎头下降受阻，宫颈扩张延缓、停滞，继发宫缩乏力。

3. 胎头水肿或血肿

产程进展缓慢或停滞时，胎头先露部位软组织长时间受产道挤压或牵拉使骨膜下血管破裂，形成胎头水肿（又称产瘤）或头皮血肿。

4. 胎儿颅骨缝过度重叠

分娩过程中，通过颅骨缝轻度重叠，可以缩小胎头体积，有利于胎儿娩出。但骨产道狭窄致产程延长时，胎儿颅骨缝过度重叠，表明存在明显头盆不称。

5. 胎儿窘迫

产程延长，尤其第二产程延长，导致胎儿缺氧，胎儿代偿能力下降或失代偿可出现胎儿窘迫征象。

（三）产程异常

1. 潜伏期延长

从临产规律宫缩开始至活跃期起点（4～6cm）称为潜伏期。初产妇>20小时、经产妇>14小时称为潜伏期延长。

2. 活跃期异常

包括活跃期延长和活跃期停滞。

（1）活跃期延长：从活跃期起点（4～6cm）至宫颈口开全称为活跃期。活跃期宫颈口扩张速度<0.5cm/h称为活跃期延长。

（2）活跃期停滞：当破膜且宫颈口扩张≥6cm后，若宫缩正常，宫颈口停止扩张≥4小时；若宫缩欠佳，宫颈口停止扩张≥6小时称为活跃期停滞。

3. 第二产程异常

包括胎头下降延缓、胎头下降停滞和第二产程延长。

（1）胎头下降延缓：第二产程初产妇胎头先露下降速度<1cm/h，经产妇<2cm/h，称为胎头下降延缓。

（2）胎头下降停滞：第二产程胎头先露停留在原处不下降>1 小时，称为胎头下降停滞。

（3）第二产程延长：初产妇>3 小时，经产妇>2 小时（硬膜外麻醉镇痛分娩时，初产妇>4 小时，经产妇>3 小时），产程无进展（胎头下降和旋转），称为第二产程延长。

【处理】

原则应以预防为主，应综合评估子宫收缩力、胎儿大小与胎位、骨盆大小以及头盆关系是否相称等，综合分析决定分娩方式。

（一）阴道试产

若无明显的头盆不称，原则上应尽量阴道试产。为了避免随意诊断难产，应注意：①第一产程宫颈扩张4cm 之前，不应诊断难产；②人工破膜和缩宫素使用后，方可诊断难产。试产过程中，若出现产程异常，根据不同情况及时处理。

1. 潜伏期延长

由于难以确定准确的临产时间而使潜伏期延长的诊断很困难。潜伏期延长不是剖宫产的指征。宫颈口开大 0~3cm 而潜伏期超过 8 小时，可予哌替啶100mg肌内注射，以纠正不协调性子宫收缩，缓解宫缩引起的疼痛，让产妇充分休息后，常常能进入活跃期。如用镇静剂后宫缩无改善，可给予缩宫素静滴。宫颈口开大≥3cm 而 2~4 小时宫颈扩张无进展，应给予人工破膜和缩宫素静脉滴注加强产力，以促进产程进展。

2. 活跃期异常

活跃期延长时，首先应做阴道检查详细了解骨盆情况及胎方位，若无明显头盆不称及严重的胎头位置异常，可行人工破膜，然后给予缩宫素静脉滴注加强产力，促进产程进展。发现胎方位异常如枕横位或枕后位，可手转胎头矫正胎方位。活跃期停滞提示头盆不称，应行剖宫产术。（3）第二产程异常：第二产程异常时，要高度警惕头盆不称，需立即评估孕妇屏气用力情况、胎心率、胎方位、骨盆、胎头位置高低、胎头水肿或颅骨重叠情况，若无头盆不称或严重胎头位置异常，可用缩宫素加强产力；指导孕妇屏气用力；若胎头为枕横位或枕后位，可徒手旋转胎头为枕前位。若胎头下降至≥+3水平，可行产钳或胎头吸引器助产术；处理后胎头下降无进展，胎头位置在≤+2水平以上，应及时行剖宫产术。

（二）剖宫产

产程过程中一旦发现严重的胎位异常如胎头呈高直后位、前不均倾位、额先露及颏后位，应停止阴道试产，立即行剖宫产术结束分娩。骨盆绝对性狭窄或胎儿过大、明显头盆不称、肩先露或臀先露尤其是足先露时，应行择期剖宫产术。产力异常发生病理性缩复环或先兆子宫破裂时，不论胎儿是否存活，应抑制宫缩同时行剖宫产术。产程中出现胎儿窘迫而宫口未开全，胎头位置在≤+2水平以上，也应考虑行剖宫产术。

第二节　产力异常

子宫收缩力是临产后贯穿于分娩全过程的主要动力，具有节律性、对称性、极性及缩复作用的特点。任何原因引发的子宫收缩的节律性、对称性及极性不正常或收缩力的强度、频率变化均称为子宫收缩力异常，简称产力异常。

临床上子宫收缩力异常主要有两类：子宫收缩乏力，简称宫缩乏力及子宫收缩过强，简称宫缩过强，每类又分为协调性子宫收缩异常和不协调性子宫收缩异常。

一、子宫收缩乏力

【病因】

影响子宫收缩功能的因素出现异常均会引起子宫收缩乏力。

（一）子宫肌源性因素

任何影响子宫肌纤维正常收缩能力的因素，如子宫肌纤维过度伸展（如羊水过多、巨大胎儿、多胎妊娠等）、子宫畸形、子宫肌瘤、子宫腺肌症、经产妇、高龄产妇等均可导致子宫收缩乏力。

（二）头盆不称或胎位异常

由于胎头下降受阻，先露部不能紧贴子宫下段及宫颈内口，不能刺激子宫收缩。

（三）内分泌失调

分娩启动后，胎先露衔接异常的产妇体内乙酰胆碱、缩宫素及前列腺素合成及释放减少，或缩宫素受体量少以及子宫对宫缩物质的敏感性降低，胎儿、胎盘合成与分泌硫酸脱氢表雄酮量较少，致宫颈成熟度欠佳，均可直接或间接导致子宫收缩乏力。

（四）精神源性因素

产妇对分娩有恐惧、紧张等精神心理障碍使大脑皮质功能紊乱，待产时间久、过于疲劳、睡眠减少、体力过多消耗、膀胱过度充盈、水及电解质紊乱，均可导致原发性宫缩乏力。

（五）其他

在产程早期大剂量使用宫缩抑制剂及解痉、镇静、镇痛剂，可直接抑制子宫收缩。

【临床表现及诊断】

（一）协调性子宫收缩乏力

又称低张性子宫收缩乏力。特点为子宫收缩节律性、对称性和极性均正常，仅收缩力弱，压力低于 180Montevideo 单位，宫缩<2 次/10 分钟，持续时间短，间歇期较长。宫缩高峰时，子宫没有隆起，按压时有凹陷。

根据宫缩乏力的发生时期分为：①原发性宫缩乏力：产程早期出现的宫缩乏力；②继发性宫缩乏力：产程早期宫缩正常，在进展到第一产程活跃期后期或第二产程后宫缩强度减弱，使产程延长或停滞，多伴有胎位或骨盆异常。协调性宫缩乏力多为继发性宫缩乏力，此种宫缩乏力对胎儿的影响并不大。

（二）不协调性子宫收缩乏力

又称高张性子宫收缩乏力。表现特点为宫缩失去正常的节律性、对称性，尤其是极性，宫缩的兴奋点来自子宫下段一处或多处，节律不协调、高频率的宫缩波自下而上扩散，不能产生向下的合力，致使宫缩时宫底部较子宫下段弱，宫缩间歇期子宫不能很好地松弛，使宫口扩张受限，胎先露不能如期下降，为无效宫缩。产妇可出现持续性腹痛、腹部拒按、烦躁不安，严重时可出现水及电解质紊乱、尿潴留、肠胀气、胎盘-胎儿循环障碍及静息宫内压升高，胎心异常。此种宫缩多为原发性宫缩乏力。

【对产程及母儿影响】

（一）对产程的影响

宫缩乏力使产程进展缓慢甚至停滞。原发性宫缩乏力引起潜伏期延长，继发性宫缩乏力根据其发生时限不同，分别导致第一、二产程延长或停滞。

（二）对产妇的影响

产程延长产妇休息不好、精神与体力消耗；呻吟和过度换气、进食减少，可出现精神疲惫、乏力、排尿困难及肠胀气。严重者引起产妇脱水、低钾血症或酸中毒，最终影响子宫收缩，手术产率增加。第二产程延长可因产道受压过久，发生产后尿潴留，受压组织长期缺血，继发水肿、坏死，软产道受损，形成生殖道瘘。同时，易导致产后出血和产褥感染。

（三）对胎儿的影响

不协调性宫缩乏力时子宫收缩间歇期子宫壁不能完全松弛，对子宫胎盘循环影响大，易发生胎儿窘迫；产程延长使胎头及脐带等受压时间过久，手术助产机会增加，易导致新生儿窒息、产伤、颅内出血及吸入性肺炎等。

【处理】

（一）协调性子宫收缩乏力

应首先明确病因；阴道检查宫口扩张和胎先露下降情况，及时发现有无头盆不称或胎位异常，若估计不能经阴道分娩者，应及时行剖宫产术。无头盆不称和胎位异常，无胎儿窘迫征象，估计能经阴道分娩者，则应加强宫缩。

1. 第一产程

（1）一般处理：解除产妇对分娩的心理顾虑与紧张情绪，指导其休息、饮食及大小便，及时补充膳食营养及水分等，必要时可静脉补充营养及水分和给予导尿等措施。对潜伏期出现的宫缩乏力，可用强镇静剂如哌替啶100mg或吗啡10mg肌内注射，绝大多数潜伏期宫缩乏力者在充分休息后可自然转入活跃期。

（2）加强宫缩

①人工破膜：适用于宫口扩张≥3cm、无头盆不称、胎头已衔接而产程延缓者。破膜可使胎头直接紧贴子宫下段及宫颈内口，反射性引起子宫收缩，加速产

程进展。注意破膜前要检查胎儿有无脐带先露,人工破膜时机应在宫缩间歇期,破膜后要注意检查有无脐带脱垂,同时观察羊水量、性状和胎心变化。破膜后宫缩仍未改善者可考虑应用缩宫素加强宫缩。

②缩宫素静脉滴注:适用于协调性宫缩乏力、胎心良好、胎位正常、头盆相称者。原则是以最小浓度获得最佳宫缩,一般将缩宫素 2.5U 配制于 0.9%生理盐水 500ml 中,从 1～2mU/min 开始,根据宫缩强弱进行调整,调整间隔为 15～30分钟,每次增加 1～2mU/min 为宜,最大给药剂量通常不超过 20mU/min,维持宫缩时宫腔内压力达 50～60mmHg,宫缩间隔 2～3 分钟,持续 40～60 秒。对于不敏感者,可酌情增加缩宫素给药剂量。

应用缩宫素时,应有医师或助产士在床旁守护,监测宫缩、胎心、血压及产程进展等状况。评估宫缩强度的方法有 3 种:①触诊子宫;②电子胎心监护;③宫腔内导管测量子宫收缩力,计算 Montevideo 单位（MU）,MU 的计算是将 10分钟内每次宫缩产生的压力（mmHg）相加而得。一般临产时宫缩强度为80～120MU,活跃期宫缩强度为 200～250MU,应用缩宫素促进宫缩时必须达到200～300MU,才能引起有效宫缩。若 10 分钟内宫缩>5 次、持续 1 分钟以上或胎心率异常,应立即停止滴注缩宫素。外源性缩宫素在母体血中的半衰期为 1～6分钟,故停药后能迅速好转,必要时加用镇静剂。若发现血压升高,应减慢缩宫素滴注速度。由于缩宫素有抗利尿作用,水的重吸收增加,可出现尿少,需警惕水中毒的发生。有明显产道梗阻或伴瘢痕子宫者不宜应用。

2. 第二产程

宫缩乏力若无头盆不称应静脉滴注缩宫素加强宫缩,同时指导产妇配合宫缩屏气用力;母儿状况良好,胎头下降至≥+3 水平,可等待自然分娩或行阴道助产分娩;若处理后胎头下降无进展,胎头位置在≤+2 水平以上,应及时行剖宫产术。

3. 第三产程

胎肩娩出后可立即将缩宫素 10～20U 加入 25%葡萄糖液 20ml 内静脉推注,

预防产后出血。对产程长、破膜时间久及手术产者，应给予抗生素预防感染。

（二）不协调性子宫收缩乏力

处理原则为调节子宫不协调收缩，使其恢复正常节律性及极性。可给予哌替啶 100mg 或吗啡 10mg 肌内注射，经充分休息多可恢复为协调性子宫收缩，若此时宫缩仍较弱，按协调性宫缩乏力处理。在子宫收缩未恢复为协调性之前，严禁使用缩宫剂。对伴有胎儿窘迫征象及头盆不称者或应用镇静剂后宫缩仍不协调，应考虑行剖宫产术。

二、子宫收缩过强

【临床表现及诊断】

（一）协调性子宫收缩过强

子宫收缩的节律性、对称性及极性均正常，仅子宫收缩力过强、过频。若产道无阻力，产程常短暂，初产妇总产程<3 小时分娩者，称为急产。若存在产道梗阻或瘢痕子宫，宫缩过强可发生病理缩复环甚至子宫破裂。

（二）不协调性子宫收缩过强

1. 强直性子宫收缩

子宫收缩失去节律性、无间歇，呈持续性强直性收缩，常见于缩宫剂使用不当。产妇因持续性腹痛常有烦躁不安，腹部拒按，胎心听不清，不易查清胎位。若合并产道梗阻，亦可出现病理缩复环、血尿等先兆子宫破裂征象。

2. 子宫痉挛性狭窄环

子宫局部平滑肌持续不放松，痉挛性不协调性收缩形成的环形狭窄。多因精神紧张、过度疲劳和不适当使用缩宫剂或粗暴实施阴道内操作所致。狭窄环位于胎体狭窄部及子宫上下段交界处如胎儿颈部、腰部，不随宫缩上升，与病理性缩复环不同。产妇可出现持续性腹痛，烦躁不安，胎心时快时慢，宫颈扩张缓慢，胎先露部下降停滞，手取胎盘时可在宫颈内口上方直接触到此环。第三产程常造成胎盘嵌顿。

【对产程及母儿影响】

（一）对产妇的影响

协调性子宫收缩过强可致急产，易造成软产道裂伤，甚至子宫破裂。不协调性子宫收缩过强形成子宫痉挛性狭窄环或强直性子宫收缩时，可导致产程异常、胎盘嵌顿、产后出血、产褥感染及手术产的概率增加。

（二）对胎儿的影响

子宫收缩过强使子宫胎盘血流减少，子宫痉挛性狭窄环使产程延长，均易发生胎儿窘迫、新生儿窒息甚至死亡。胎儿娩出过快，胎儿在产道内压力解除过快，致使新生儿颅内出血。接产准备不充分，新生儿易发生感染、骨折及外伤。

【处理】

（1）预防为主，寻找原因，仔细观察及时纠正异常。有急产史（包括家族有急产史）者应提前住院待产，临产后慎用缩宫剂及各种加强宫缩的措施，包括灌肠、人工破膜等。提前做好接产及抢救新生儿窒息的准备。

（2）发生强直性子宫收缩或子宫痉挛性狭窄环时，应当停止阴道内操作及缩宫剂使用。给予吸氧的同时应用宫缩抑制剂，如特布他林或硫酸镁等，必要时使用哌替啶。若宫缩恢复正常则等待自然分娩或阴道助产；若宫缩不缓解，已出现病理缩复环而宫口未开全，胎头位置较高或出现胎儿窘迫征象者，应立即行剖宫产术；若胎死宫内，宫口已开全，使用药物缓解宫缩，随后以不损害母体为原则，阴道助产处理死胎。

第三节　产道异常

产道异常包括骨产道及软产道异常，以骨产道异常多见。产道异常使胎儿娩出受阻。分娩时应通过产科检查，评估骨盆大小与形态，明确狭窄骨盆的类型和程度，并结合产力、胎儿等因素，综合判定，决定分娩方式。

一、骨产道异常

骨盆径线过短或形态异常，致使骨盆腔小于胎先露部可通过的限度，阻碍胎先露部下降，影响产程顺利进展，称为狭窄骨盆。狭窄骨盆可以为一个径线过短或多个径线同时过短，也可以为一个平面狭窄或多个平面同时狭窄。当一个径线狭窄时，要观察同一个平面其他径线的大小，再结合整个骨盆腔大小与形态进行综合分析，作出正确判断。

【分类】

（一）骨盆入口平面狭窄

以扁平型骨盆为代表，主要为骨盆入口平面前后径狭窄。以对角径为主，分3级。扁平型骨盆常见以下两种类型：

1. 单纯扁平骨盆

骨盆入口呈横扁圆形，骶岬向前下突出，使骨盆入口前后径缩短而横径正常。

2. 佝偻病性扁平骨盆

骨盆入口呈横的肾形，骶岬向前突，骨盆入口前后径短。骶骨变直向后翘。尾骨呈钩状突向骨盆出口平面。由于坐骨结节外翻，耻骨弓角度增大，骨盆出口横径变宽。

（二）中骨盆平面狭窄

中骨盆平面狭窄较入口平面狭窄更常见，主要见于男型骨盆及类人猿型骨盆，以坐骨棘间径和中骨盆后矢状径为主，分3级。

（三）骨盆出口平面狭窄

常与中骨盆平面狭窄相伴行，主要见于男型骨盆，以坐骨结节间径及骨盆出口后矢状径狭窄为主，分3级（表4-1）。中骨盆平面和出口平面的狭窄常见以下两种类型：

1. 漏斗型骨盆

骨盆入口各径线值正常，两侧骨盆壁内收，状似漏斗得名。其特点是中骨盆及骨盆出口平面均明显狭窄，使坐骨棘间径和坐骨结节间径缩短，坐骨切迹宽度（骶棘韧带宽度）<2横指，耻骨弓角度<90°，坐骨结节间径加出口后矢状径<15cm，常见于男型骨盆。

2. 横径狭窄骨盆

与类人猿型骨盆类似。骨盆各平面横径均缩短，入口平面呈纵椭圆形。常因中骨盆及骨盆出口平面横径狭窄导致难产。

（四）骨盆三个平面狭窄

骨盆外形属正常女型骨盆，但骨盆三个平面各径线均比正常值小2cm或更多，称为均小骨盆，多见于身材矮小、体形匀称的妇女。

（五）畸形骨盆

指骨盆失去正常形态及对称性，包括跛行及脊柱侧凸所致的偏斜骨盆和骨盆骨折所致的畸形骨盆。偏斜骨盆的特征是骨盆两侧的侧斜径（一侧髂后上棘与对侧髂前上棘间径）或侧直径（同侧髂后上棘与髂前上棘间径）之差>1cm。骨盆骨折常见于尾骨骨折使尾骨尖前翘或骶尾关节融合使骨盆出口前后径缩短，导致骨盆出口狭窄而影响分娩。

【临床表现】

(一) 骨盆入口平面狭窄

1. 胎先露及胎方位异常

狭窄骨盆孕产妇异常胎位如臀先露、肩先露或面先露等发生率是正常骨盆者3倍以上。头先露时头盆不称的发生率高，初产妇多呈尖腹，经产妇呈悬垂腹，临产后胎头迟迟不入盆，胎头跨耻征阳性；偶有胎头尚未衔接，但在阴道口见到胎头产瘤的假象，扁平骨盆且骨盆较浅时，产程初期，胎头常呈不均倾位或仰伸位入盆，耻骨联合上方仍可触及胎头双顶径，误认为胎头位置低。

骨盆入口平面Ⅰ级临界性狭窄，绝大多数可经阴道分娩；Ⅱ级相对性狭窄，阴道分娩的难度明显增加，胎儿不大且产力好，需经试产后才能决定是否可以经阴道分娩；Ⅲ级绝对性狭窄，必须行剖宫产术。

2. 产程进展异常

根据骨盆狭窄程度、胎位情况、胎儿大小及产力强弱情况表现各异。当骨盆入口平面狭窄而致相对性头盆不称时，常见潜伏期及活跃期早期产程延长，经充分试产，一旦胎头衔接，活跃晚期产程进展顺利。绝对性头盆不称，即使产力、胎儿大小及胎位均正常，胎头仍不能入盆，常导致宫缩乏力及产程停滞，甚至出现梗阻性难产。

3. 其他

胎膜早破及脐带脱垂等分娩期发病率增高。偶有狭窄骨盆伴有宫缩过强和产道梗阻，表现为腹痛拒按、排尿困难、尿潴留等症状。检查可发现产妇下腹压痛、耻骨联合分离、宫颈水肿，甚至出现病理性缩复环、肉眼血尿等先兆子宫破裂征象，不及时处理可导致子宫破裂。

（二）中骨盆平面狭窄

1. 胎方位异常

胎头衔接后下降至中骨盆平面时，由于中骨盆横径狭窄致使胎头内旋转受阻，双顶径受阻于中骨盆狭窄部位，导致持续性枕后（横）位，经阴道分娩受阻。

2. 产程进展异常

胎头多于宫口近开全时完成内旋转，因持续性枕后（横）位引起继发性宫缩乏力，多导致第二产程延长甚至停滞。

3. 其他

胎头受阻于中骨盆，强行通过以及手术助产矫正胎方位等易导致胎头发生变形，软组织水肿，产瘤较大，严重者发生胎儿颅内出血、头皮血肿及胎儿窘迫等，阴道助产则可导致严重的会阴、阴道损伤和新生儿产伤。严重的中骨盆狭窄、宫缩又较强，可发生先兆子宫破裂甚至子宫破裂。

（三）骨盆出口平面狭窄

常与中骨盆平面狭窄并存。易致继发性宫缩乏力和第二产程停滞，胎头双顶径不能通过骨盆出口平面。不宜强行阴道助产，否则会导致严重的软产道裂伤及新生儿产伤。

【诊断】

在分娩过程中，骨盆是个不变因素。在估计分娩难易时，骨盆是首先考虑的一个重要因素。在妊娠期间应评估骨盆有无异常，有无头盆不称，及早作出诊断，以决定适当的分娩方式。

（一）病史询问

产妇既往是否患佝偻病、脊柱和髋关节结核、脊髓灰质炎及骨外伤等，经产妇更应详细询问既往分娩史、有无难产史或阴道助产、新生儿有无产伤史等。

(二) 全身检查

观察孕妇体形、步态有无异常。身高<145cm 者应警惕均小骨盆。注意有无脊柱及髋关节畸形，米氏菱形窝是否对称。脊柱侧凸或跛行者可伴有偏斜骨盆畸形。骨骼粗壮、颈部较短者易合并漏斗型骨盆。米氏菱形窝对称但过扁者易伴有扁平骨盆、过窄者易伴有中骨盆狭窄，两髂后上棘对称突出且狭窄者多是类人猿型骨盆特征；米氏菱形窝不对称、一侧髂后上棘突出者则偏斜骨盆可能性大。

(三) 腹部检查

观察腹部形态，初产妇呈尖腹者，可能提示有骨盆入口平面的狭窄。测量孕妇宫高、腹围、四部触诊法评估胎先露、胎方位及先露部位是否衔接入盆，也可借助腹部超声检查等检查协助诊断。临产后应持续观察评估胎头下降情况，有无胎头跨耻征阳性。

检查方法：嘱孕妇排空膀胱后仰卧，两腿伸直，检查者一手放在耻骨联合上方，另一手将胎头向盆腔方向推压。

1. 胎头跨耻征阴性

胎头低于耻骨联合平面，提示胎头已衔接入盆。

2. 胎头跨耻征可疑阳性

胎头与耻骨联合平面在同一平面，提示可疑头盆不称。

3. 胎头跨耻征阳性

胎头高于耻骨联合平面，表示头盆不称。

不能单凭胎头跨耻征阳性轻易作出临床诊断，头盆不称提示有骨盆相对性或绝对性狭窄可能。头盆是否相称还与骨盆倾斜度和胎方位相关，所以需要观察产程进展或试产后方可作出最后诊断。

（四）骨盆测量

主要通过产科检查评估骨盆大小。检查内容包括：测量对角径、中骨盆前后径、出口前后径、出口后矢状径、坐骨结节间径及耻骨弓角度等；检查骶岬是否突出、坐骨切迹宽度、坐骨棘凸出程度、骶凹弧度及骶尾关节活动度等。骨盆各平面径线小于正常值 2cm 或以上为均小骨盆。对角径<11.5cm，骶岬突出为骨盆入口平面狭窄，属扁平骨盆。坐骨切迹宽度间接反映中骨盆后矢状径大小，中骨盆平面狭窄及骨盆出口平面狭窄往往同时存在，因此通过测定坐骨结节间径、出口后矢状径、耻骨弓角度、坐骨棘凸出程度及坐骨切迹宽度，间接判断中骨盆狭窄程度；坐骨结节间径<8cm，坐骨结节间径与出口后矢状径之和<15cm，耻骨弓角度<90°，坐骨切迹宽度<2 横指时，为中骨盆平面和出口平面狭窄，属漏斗型骨盆。

（五）胎位及产程动态监测

预示狭窄骨盆的以下情况应当警惕：初产妇临产后胎头尚未衔接或呈臀先露、肩先露等异常胎先露，或头先露呈不均倾位衔接，或胎头内旋转受阻以及产力、胎位正常而产程进展缓慢时。应及时检查评估，根据头盆相称程度确定是否可经阴道试产。

【对产程及母儿影响】

（一）对产程的影响

狭窄骨盆可使产程延长及停滞。骨盆入口狭窄影响胎先露部衔接，容易发生胎位异常；中骨盆狭窄可使胎头下降延缓、胎头下降停滞、活跃期及第二产程延长；骨盆出口狭窄可使胎头下降停滞、第二产程延长。

（二）对产妇的影响

若为骨盆入口平面狭窄，影响胎先露部衔接，容易发生胎位异常。若为中骨盆平面狭窄，影响胎头内旋转，容易发生持续性枕横位或枕后位。胎先露部下降受阻多导致继发性宫缩乏力，产程延长或停滞，使手术助产、软产道裂伤及产后出血增多；产道受压过久，可形成尿瘘或粪瘘；严重梗阻性难产伴宫缩过强形成病理缩复环，可致先兆子宫破裂甚至子宫破裂；因胎膜早破、手术助产增加以及产程异常行阴道检查次数过多，产褥感染机会亦增加。

（三）对胎儿及新生儿的影响

骨盆入口狭窄导致胎头高浮，使胎膜早破、脐带先露及脐带脱垂机会增多；产程延长，胎头在产道受压过久，易发生胎儿缺血缺氧；胎儿强行通过狭窄产道或手术助产，易引起颅内出血及其他新生儿产伤、感染等疾病。

【分娩处理】

骨盆绝对性狭窄已很少见，临床多见的是骨盆临界性或相对性狭窄。分娩时应明确狭窄骨盆的类型和程度，了解产力、胎方位、胎儿大小、胎心率、宫口扩张程度、胎先露下降程度、破膜与否，同时结合年龄、产次、既往分娩史进行综合分析、判断，决定分娩方式。

（一）骨盆入口平面狭窄的处理

1. 绝对性骨盆入口狭窄

对角径≤9.5cm，应行剖宫产术结束分娩。

2. 相对性骨盆入口狭窄

对角径10.0~11.0cm，而胎儿大小适宜，产力、胎位及胎心均正常时，可在严密监护下进行阴道试产。试产充分与否的判断，除参考宫缩强度外，应以宫口扩张程度为衡量标准。骨盆入口狭窄的试产可等到宫口扩张至4cm以上。胎膜未破者可在宫口扩张≥3cm时行人工破膜。若破膜后宫缩较强，产程进展顺利，多数能经阴道分娩。试产过程中若出现宫缩乏力，可用缩宫素静脉滴注加强宫缩。试产后胎头仍迟迟不能入盆，宫口扩张停滞或出现胎儿窘迫征象，应及时行剖宫产术结束分娩。

（二）中骨盆平面狭窄的处理

中骨盆平面狭窄主要导致胎头俯屈及内旋转受阻，易发生持续性枕横位或枕后位。产妇多表现活跃期或第二产程延长及停滞、继发性宫缩乏力等。若宫口开全，胎头双顶径达坐骨棘水平或更低，可经阴道徒手旋转胎头为枕前位，待其自然分娩，或行产钳助产或胎头吸引术助产。若胎头双顶径未达坐骨棘水平，或出现胎儿窘迫征象，应行剖宫产术结束分娩。

（三）骨盆出口平面狭窄的处理

骨盆出口平面狭窄阴道试产应慎重。临床上常用坐骨结节间径与出口后矢状径之和估计出口大小。若两者之和>15cm，多数可经阴道分娩，有时需行产钳助产或胎头吸引术助产。若两者之和≤15cm，足月胎儿不易经阴道分娩，应行剖宫产术结束分娩。

（四）均小骨盆的处理

若估计胎儿不大，产力、胎位及胎心均正常，头盆相称，可以阴道试产。若胎儿较大，头盆不称，应及时行剖宫产术。

（五）畸形骨盆的处理

根据畸形骨盆种类、狭窄程度、胎儿大小、产力等情况具体分析。若畸形严重，明显头盆不称者，应及时行剖宫产术。

二、软产道异常

软产道由阴道、宫颈、子宫下段及骨盆底软组织构成。软产道异常同样可致异常分娩。软产道异常可由先天发育异常及后天疾病因素引起。

【阴道异常】

(一) 阴道横隔

多位于阴道上、中段，在横隔中央或稍偏一侧常有一小孔，易被误认为宫颈外口。在分娩时应仔细检查。阴道横隔影响胎先露部下降，当横隔被撑薄，此时可在直视下自小孔处将横隔作 X 形切开。待分娩结束再切除剩余的隔，用可吸收线间断或连续锁边缝合残端。若横隔高且坚厚，阻碍胎先露部下降，则需行剖宫产术结束分娩。

(二) 阴道纵隔

阴道纵隔若伴有双子宫、双宫颈，位于一侧子宫内的胎儿下降，通过该侧阴道分娩时，纵隔被推向对侧，分娩多无阻碍。当阴道纵隔发生于单宫颈时，有时纵隔位于胎先露部的前方，胎先露部继续下降，若纵隔薄可自行断裂，分娩无阻碍。若纵隔厚阻碍胎先露部下降时，须在纵隔中间剪断，待分娩结束后，再剪除剩余的隔，用可吸收线间断或连续锁边缝合残端。

(三) 阴道包块

包括阴道囊肿、阴道肿瘤和阴道尖锐湿疣。阴道壁囊肿较大时，阻碍胎先露部下降，此时可行囊肿穿刺抽出其内容物，待分娩后再选择时机进行处理。阴道内肿瘤阻碍胎先露部下降而又不能经阴道切除者，应行剖宫产术，原有病变待分娩后再行处理。较大或范围广的尖锐湿疣可阻塞产道，阴道分娩可能造成严重的阴道裂伤，以行剖宫产术为宜。

【宫颈异常】

(一) 宫颈粘连和瘢痕

宫颈粘连和瘢痕可为损伤性刮宫、感染、手术和物理治疗所致。宫颈粘连和瘢痕易致宫颈性难产。轻度的宫颈膜状粘连可试行粘连分离、机械性扩展或宫颈放射状切开，严重的宫颈粘连和瘢痕应行剖宫产术。

（二）宫颈坚韧

常见于高龄初产妇，宫颈成熟不良，缺乏弹性或精神过度紧张使宫颈挛缩，宫颈不易扩张。分娩时可于宫颈两侧各注入 0.5%利多卡因 5～10ml，若不见缓解，应行剖宫产术。

（三）宫颈水肿

多见于扁平骨盆、持续性枕后位或潜伏期延长，宫口未开全时过早使用腹压，致使宫颈前唇长时间被压于胎头与耻骨联合之间，血液回流受阻引起水肿，影响宫颈扩张。轻者可抬高产妇臀部，减轻胎头对宫颈压力，也可于宫颈两侧各注入 0.5%利多卡因 5～10ml，待宫口近开全时，用手将水肿的宫颈前唇上推，使其逐渐越过胎头，即可经阴道分娩。若经上述处理无明显效果，可行剖宫产术。

（四）宫颈癌

癌肿质硬而脆，经阴道分娩易致宫颈裂伤、出血及癌肿扩散，应行剖宫产术。

【子宫异常】

（一）子宫畸形

包括纵隔子宫、双子宫、双角子宫等，子宫畸形时难产发生概率明显增加；胎位和胎盘位置异常的发生率增加；易出现子宫收缩乏力、产程异常、宫颈扩张慢和子宫破裂。子宫畸形合并妊娠者，临产后应严密观察，适当放宽剖宫产手术指征。

（二）瘢痕子宫

包括曾经行剖宫产、穿过子宫内膜的肌瘤挖除、输卵管间质部及宫角切除、子宫成形等手术后形成的瘢痕子宫，这类妇女再孕分娩时子宫破裂的风险增加。由于初次剖宫产后再孕分娩者增加，应当注意并非所有曾行剖宫产者再孕后均须剖宫产。剖宫产术后再次妊娠阴道分娩应根据前次剖宫产术式、指征、术后有无感染、术后再孕间隔时间、既往剖宫产次数、有无紧急剖宫产的条件以及本次妊娠胎儿大小、胎位、产力及产道情况等综合分析决定。若只有一次剖宫产史、切口为子宫下段横切口、术后无感染、两次分娩间隔时间超过 18 个月，且胎儿体重适中时，剖宫产术后再次妊娠阴道试产成功率较高。

【盆腔肿瘤】

（一）子宫肌瘤

较小的肌瘤且无阻塞产道可经阴道分娩，肌瘤待分娩后再行处理。子宫下段及宫颈部位的较大肌瘤可占据盆腔或阻塞骨盆入口，阻碍胎先露部下降，宜行剖宫产术。

（二）卵巢肿瘤

妊娠合并卵巢肿瘤时，由于卵巢随子宫提升，子宫收缩的激惹和胎儿先露部下降的挤压，卵巢肿瘤容易发生蒂扭转、破裂。卵巢肿瘤位于骨盆入口阻碍胎先露衔接者，应行剖宫产术，并同时切除卵巢肿瘤。

第四节　胎位异常

胎位异常是造成难产的主要因素，包括头先露、臀先露及肩先露等胎位异常。以胎头为先露的难产，又称头位难产，是最常见的胎位异常。

一、持续性枕后位、枕横位

当胎头以枕后位或枕横位衔接，胎头双顶径抵达中骨盆平面时完成内旋转动作，大多数能向前转成枕前位，胎头得以最小径线通过骨盆最窄平面顺利经阴道自然分娩。若经充分试产，胎头枕部不能转向前方，仍位于母体骨盆后方或侧方，致使分娩发生困难者，称为持续性枕后位或持续性枕横位。发生率约占分娩总数的5%。

【原因】

（一）骨盆异常与胎头俯屈不良

多见于男型骨盆与类人猿型骨盆入口平面前半部较狭窄，后半部较宽，可以枕后位或枕横位衔接入盆。这两种类型的骨盆多伴有中骨盆狭窄，阻碍胎头内旋转，容易发生持续性枕后位或枕横位。扁平骨盆及均小骨盆容易使胎头以枕横位衔接，伴胎头俯屈不良、内旋转困难，使胎头枕横位，胎头嵌顿在中骨盆形成持续性枕横位。

（二）其他异常

宫颈肌瘤、头盆不称、前置胎盘、子宫收缩乏力、胎儿过大或过小以及胎儿发育异常等均可影响胎头俯屈及内旋转，形成持续性枕后位或枕横位。

【诊断】

（一）临床表现

分娩发动后胎头枕后位衔接导致胎头俯屈不良及下降缓慢，宫颈不能有效扩张及反射性刺激内源性缩宫素释放，易致协调性宫缩乏力，第二产程延长。当出现持续性枕后位时，初产妇的分娩时间平均增加2小时，而经产妇平均增加1小时。此外，由于胎儿枕部压迫直肠，产妇自觉肛门坠胀及排便感，宫口尚未开全时过早运使用腹压，产妇体力消耗过大，宫颈前唇水肿，使胎头下降延缓或停滞，产程延长。若在阴道口见到胎发，经过多次宫缩屏气不见胎头继续下降时，应考虑持续性枕后位可能。

（二）腹部检查

前腹壁容易触及胎儿肢体，胎背偏向母体后方或侧方，且胎心多易在胎儿肢体侧闻及。

（三）阴道检查及肛门检查

枕后位时盆腔后部空虚。查明胎头矢状缝与骨盆横径一致，后囟位于骨盆左侧，为枕左横位；若后囟在右侧方为枕右横位。胎头矢状缝位于骨盆左斜径，前囟在骨盆右前方，后囟在骨盆左后方为枕左后位，反之为枕右后位。因胎头俯屈差，前囟常低于后囟。

若宫口开全，因胎头产瘤、胎头水肿、颅骨重叠时，触不清颅缝及囟门，借助胎儿耳郭及耳屏位置及方向判定胎方位。可借助肛门检查了解骨盆后部情况，协助确定胎方位。肛门检查前用消毒纸覆盖阴道口避免粪便污染，检查者戴手套用右手食指蘸润滑剂伸入直肠内检查。

（四）超声检查

通过超声探测胎头枕部及眼眶方位即可明确胎头的位置。

【分娩机制】

无头盆不称的情况，大多数枕后位及枕横位在强有力的宫缩作用下，可使胎头枕部向前旋转 90°～135° 成为枕前位。若分娩过程中不能自然转为枕前位者，其分娩机制有：

（一）枕后位

左或右枕后位内旋转时向后旋转45°成正枕后位，其分娩方式有：

1. 俯屈较好

枕后位经阴道助产最常见的方式为，胎头继续下降至前囟抵达耻骨联合下时，以前囟为支点，继续俯屈，自会阴前缘先娩出顶部及枕部，随后胎头仰伸，经过耻骨联合下后相继娩出额、鼻、口、颏。

2. 俯屈不良

胎头以较大的枕额周径旋转，这种分娩方式较前者更加困难，除少数产力好、胎儿小能以正枕后位自然娩出外，一般均需手术助娩。往往胎头额部先拨露，当鼻根出现在耻骨联合下缘时，以鼻根为支点，胎头先俯屈，使前囟、顶部及枕部相继从会阴前缘娩出，胎头再发生仰伸，自耻骨联合下相继娩出额、鼻、口及颏。

（二）枕横位

一般能经阴道分娩，但多需用手或胎头吸引器（或产钳）协助将胎头转成枕前位后娩出。部分枕横位在下降过程中由于内旋转受阻或枕后位仅向前旋转45°成为持续性枕横位时，应当警惕。

【对产程及母儿影响】

（一）对产程的影响

持续性枕后（横）位易导致第二产程胎头下降延缓甚至停滞。若未及时处理会导致第二产程延长。

（二）对母体的影响

容易导致继发性宫缩乏力，引起产程延长。若胎头长时间压迫软产道，可发生缺血坏死脱落；邻近脏器受压，如膀胱麻痹可致尿潴留，甚至发生生殖道损伤或瘘。阴道手术助产机会增多，软产道裂伤、产后出血及产褥感染发生率高。

（三）对胎儿的影响

第二产程延长及手术助产概率增加，易致胎儿窘迫和新生儿窒息等，使围产儿死亡率增高。

【处理】

持续性枕后位、枕横位无骨盆异常、胎儿不大时，可试产，应严密观察产程，注意宫缩强度、宫口扩张程度、胎头下降及胎心有无改变。

（一）第一产程

1. 潜伏期

保证产妇充分休息与营养，可注射哌替啶。让产妇向胎儿肢体方向侧卧，以利胎头枕部转向前方。若宫缩乏力，可使用缩宫素。

2. 活跃期

宫口开全之前不宜过早用力屏气。除外头盆不称后，在宫口开大3cm后可行人工破膜同时阴道检查，了解骨盆大小，静脉滴注缩宫素加强宫缩，可能经阴道分娩。如果在试产过程中出现胎儿窘迫征象或经人工破膜、静脉滴注缩宫素等处理效果不佳，每小时宫口开大<0.5cm或无进展时，应行剖宫产术结束分娩。

（二）第二产程

若第二产程进展缓慢，初产妇已近2小时，经产妇已近1小时，应行阴道检查确定胎方位。若S≥+3（双顶径已达坐骨棘及以下）时，可先徒手将胎头枕部转向前方或用胎头吸引器（或产钳）辅助将胎头转至枕前位后阴道助产。若转成枕前位困难，亦可向后转至正枕后位产钳助产。若以枕后位娩出时，由于胎头俯屈差，往往以枕额径娩出，宜行较大的会阴后-侧切开术娩出胎儿，以防会阴部裂伤。若第二产程延长而胎头双顶径仍在坐骨棘以上或 S≤+2，或伴胎儿窘迫时，应考虑行剖宫产术。

（三）第三产程

做好抢救新生儿复苏准备，同时由于产程延长容易继发产后宫缩乏力，胎盘娩出后应立即给予子宫收缩剂，以防发生产后出血。有软产道裂伤者，应及时修补，并给予抗生素预防感染。

二、胎头高直位

胎头以不屈不仰姿势衔接入盆，其矢状缝与骨盆入口前后径相一致，称为胎头高直位。胎头高直位包括：①高直前位：指胎头枕骨向前靠近耻骨联合者，又称枕耻位；②高直后位：指胎头枕骨向后靠近骶岬者，又称枕骶位。约占分娩总数的1%。胎头高直位对母儿危害较大，应妥善处理。

【诊断】

（一）临床表现

由于临产后胎头不俯屈，进入骨盆入口的胎头径线增大，入盆困难，活跃期宫口扩张延缓或停滞。若胎头一直不能衔接入盆，表现为活跃期停滞。高直后位时，胎头不下降，不能通过骨盆入口，先露部高浮，活跃期延缓或停滞，即使宫口能够开全，胎头高浮易发生第二产程延长、先兆子宫破裂或子宫破裂等。

（二）腹部检查

胎头高直前位时，胎背占据腹前壁，不易触及胎儿肢体，胎心位置稍高靠近腹中线。胎头高直后位时，胎儿肢体占据腹前壁，有时可能在耻骨联合上方触及胎儿下颏。

（三）阴道检查

因胎头嵌顿于骨盆入口，宫口很难开全，常停滞在 3～5cm。胎头矢状缝在骨盆入口的前后径上，其偏斜度不应超过 15°。高直前位时后囟在耻骨联合后，前囟在骶骨前，反之则为高直后位。

（四）超声检查

高直前位及高直后位的胎头双顶径均与骨盆入口横径一致。高直后位时可在耻骨联合上方探及胎儿眼眶反射；高直前位时可在母腹壁正中探及胎儿脊柱。

【分娩机制】

胎头高直前位临产后，胎头有俯屈的余地，极度俯屈的胎儿枕骨下部支撑在耻骨联合后方支点上。首先是前囟滑过骶岬，然后额部沿骶骨下滑入盆衔接，胎头不断下降，双顶径达坐骨棘平面以下，待胎头极度俯屈姿势纠正后，胎头不需内旋转，可按正枕前位分娩，或仅转 45°，以枕前位分娩。相反，高直后位时胎儿脊柱与母体脊柱相贴，较长的胎头矢状缝不能通过较短的骨盆入口前后径，妨碍胎头俯屈和下降，使胎头高浮无法入盆，即使完成入盆也难以旋转 180° 变为枕前位，因而很难经阴道分娩。

【处理】

高直前位时，若无骨盆狭窄、胎儿正常大小、产力强，应给予阴道试产机会。加强宫缩同时指导其侧卧或半卧位，促进胎头衔接、下降。若试产失败或伴明显骨盆狭窄，应行剖宫产分娩。高直后位一经确诊，应行剖宫产术。

三、前不均倾位

枕横位入盆的胎头侧屈以其前顶骨先入盆的一种异常胎位，称前不均倾位。发生率为 0.5%～0.8%。易发生在头盆不称、骨盆倾斜度过大、腹壁松弛时。

【诊断】

（一）临床表现

因后顶骨入盆困难，使胎头下降停滞，产程延长。若膀胱颈受压于前顶骨与耻骨联合之间，产妇可能会过早出现排尿困难、尿潴留等。

（二）腹部检查

随前顶骨入盆，后顶骨不能入盆，胎头折叠于胎肩之后，在耻骨联合上方不易触及胎头，形成胎头已衔接入盆的假象。

（三）阴道检查及肛门检查

胎头矢状缝与骨盆入口横径方向一致，矢状缝向后移靠近骶岬侧。后顶骨的大部分尚在骶岬之上，致使盆腔后半部空虚。而前顶骨紧嵌于耻骨联合后方，宫颈前唇因受压出现水肿，尿道亦因受压导致插入导尿管困难。可借助肛门检查了解骨盆后部情况，协助确定胎方位。

【分娩机制】

前不均倾位时，因耻骨联合后面直而无凹陷，前顶骨紧紧嵌顿于耻骨联合后，使胎头不能正常衔接入盆，故需剖宫产术。

【处理】

尽量避免胎头以前不均倾位衔接临产，产程早期产妇宜取坐位或半卧位，以减小骨盆倾斜度。一旦发现前不均倾位，除个别胎儿小、骨盆宽大、宫缩强、给予短时间试产外，均应尽快以剖宫产结束分娩。

四、面先露

面先露是指胎头以极度仰伸的姿势通过产道，使胎儿枕部与胎背接触，以颜面为先露，多于临产后发现。发病率为 0.8%～2.7%，经产妇多于初产妇。面先露以颏骨为指示点，有颏左前位、颏左后位、颏右前位、颏右后位、颏左横位、颏右横位 6 种胎位。

【诊断】

（一）临床表现

胎头不易入盆，常有第一产程延长。

（二）腹部检查

颏前位因胎体伸直使胎儿胸部更贴近孕妇腹前壁，使胎儿肢体侧的下腹部胎心听诊更清晰。颏后位在胎背侧触及极度仰伸的枕骨隆突，于耻骨联合上方可触及胎儿枕骨隆突与胎背之间有明显凹沟，胎心较遥远而弱。

（三）阴道检查

触诊胎儿口腔及下颏的位置可确诊胎方位。触不到圆而硬的颅骨，在宫口开大后仅能触及不平坦且柔软的胎儿颜面，如口、鼻、眼、颧骨及眼眶等。但面先露低垂部位如口唇等出现水肿时不易与臀先露时肛门相区别，有可能将面先露误诊为臀先露。

（四）超声检查

根据胎头眼眶及枕部的位置，可明确区分面先露与臀先露，并确定胎方位。

【分娩机制】

在骨盆入口平面很少发生面先露，通常是额先露在胎儿下降过程中胎头进一步仰伸而形成面先露。

（一）颏前位

颏右前位时，胎头以前囟颏径，衔接于骨盆入口左斜径上，下降至中骨盆平面。胎头极度仰伸，颏部为最低点，向左前方转 45°，使颏部达耻骨弓下，形成颏前位。当先露部达盆底，颏部抵住耻骨弓，胎头逐渐俯屈，使口、鼻、眼、额、顶、枕相继自会阴前缘娩出，经复位及外旋转，使胎肩及胎体相继娩出。

（二）颏后位

胎儿面部到达骨盆底后，若能够内旋转 135°，可以颏前位娩出。部分产妇因内旋转受阻，胎颈极度伸展，成为持续性颏后位，不能适应产道大弯，故不能经阴道自然娩出，需行剖宫产结束分娩。

（三）颏横位

颏横位时，多数可向前转 90° 以颏前位娩出，而持续性颏横位不能自然娩出。

【处理】

面先露均在临产后发生。如出现产程延长及停滞时，应及时行阴道检查，尽早确诊。颏前位时，如产力强，无头盆不称，胎心正常、应给予阴道试产。因继发宫缩乏力，可人工破膜和静脉滴注缩宫素。如第二产程延长，可产钳助产，但要做较大的会阴切开。颏前位伴头盆不称或出现胎儿窘迫征象，或持续性颏后位，均应行剖宫产术。个别情况下，如颏后位胎儿过小或胎死宫内，欲阴道分娩时也必须转为颏前位。否则，对母儿双方都会造成较大损伤。

五、臀先露

臀先露占足月分娩总数的 3%～4%，为最常见且容易诊断的异常胎位。臀先露以骶骨为指示点，有骶左（右）前、骶左（右）横、骶左（右）后 6 种胎方位。

【病因】

(一) 胎儿发育因素

胎龄愈小臀先露发生率愈高，如晚期流产儿及早产儿臀先露高于足月产儿。臀先露多于妊娠28～32周间转为头先露，并相对固定胎位。无论早产还是足月产，臀先露时先天畸形如无脑儿、脑积水等及低出生体重的发生率约为头先露的2.5倍。

(二) 胎儿活动空间因素

胎儿活动空间过大或受限均可导致臀先露。双胎及多胎妊娠时，发生率远高于单胎妊娠。羊水过多及羊水过少时，胎儿发育异常，亦可因胎儿活动范围过大或受限而使臀先露发生率高。经产妇腹壁过于松弛或子宫畸形如单角子宫、纵隔子宫等，胎儿活动受限，脐带异常过短尤其合并胎盘附着宫底或一侧宫角以及前置胎盘等，多可合并臀先露。盆腔肿瘤（如子宫下段或宫颈肌瘤等）、骨盆狭窄阻碍产道时，也可导致臀先露。

【分类】

根据胎儿双下肢的姿势分为：单臀先露、完全臀先露及不完全臀先露。

(一) 单臀先露

又称腿直臀先露，最多见。胎儿双髋关节屈曲以及双膝关节伸直，先露部位为胎儿臀部。

(二) 完全臀先露

又称混合臀先露，较多见。胎儿双髋关节以及双膝关节均屈曲，先露部位为胎儿臀部及双足。

（三）不完全臀先露

较少见。胎儿以一足或双足、一膝或双膝、或一足一膝为先露。膝先露一般是暂时的，产程开始后常转为足先露。

【诊断】

（一）临床表现

妊娠晚期孕妇胎动时常有季肋部胀痛感，临产后因胎足及臀不能充分紧贴子宫下段、宫颈及宫旁盆底神经丛，宫口扩张缓慢，产程延长，容易发生宫缩乏力。足先露时容易发生胎膜早破和脐带脱垂。

（二）腹部四步触诊

宫底部可触及圆而硬的胎头、按压时有浮球感。在腹部一侧可触及宽而平坦的胎背，对侧可触及不平坦的小肢体。若未衔接，在耻骨联合上方触及可上下移动的，不规则、宽而软的胎臀；若胎儿粗隆间径已入盆则胎臀相对固定不动。通常在脐左（或右）上方胎背侧胎心听诊响亮。衔接后胎心听诊以脐下最明显。

（三）阴道检查

胎膜已破及宫颈扩张 3cm 以上可直接触及胎臀包括肛门、坐骨结节及骶骨等。触及肛门、坐骨结节时应与面先露相鉴别，准确触诊胎儿的骶骨对明确胎方位很重要。在完全臀先露时可触及胎足，通过大脚趾的方位可帮助判断是左足还是右足；触及胎足时需与胎手相鉴别，胎足趾短而平齐，且有足跟，而胎手指长，指端不平齐。胎臀进一步下降后尚可触及外生殖器，当不完全臀先露触及胎儿下肢时应注意有无与脐带同时脱出。

（四）超声检查

可以确定臀先露的类型，并估计胎儿大小。

【分娩机制】

较小且软的臀部先娩出后，较大的胎头常娩出困难，常导致难产。以骶左前位为例加以阐述臀先露分娩机制。

（一）胎臀娩出

临产后，胎臀以粗隆间径衔接于骨盆入口右斜径上。胎儿不断下降，前臀下降较快，当其遇到盆底阻力时向母体的右前方内旋转45°，使前臀转向耻骨联合后方，而粗隆间径与母体骨盆出口前后径一致。胎臀继续下降过程中胎体为适应产道侧屈，后臀先从会阴前缘娩出，胎体稍伸直，前臀进而在耻骨弓下娩出。随后双腿、双足相继娩出。

（二）胎肩娩出

胎臀娩出后，胎体轻度向左外旋转。随着胎背转向前方，胎儿双肩径衔接在骨盆入口右斜径或横径上，胎肩快速下降，当达到骨盆底时，前肩向右旋转45°，转至耻骨弓下，使双肩径与骨盆出口前后径一致，胎体顺产道侧屈，使后肩及后上肢先自会阴前缘娩出，随后使前肩及前上肢从耻骨弓下娩出。

（三）胎头娩出

当胎肩降至会阴后，胎头矢状缝衔接于骨盆入口的左斜径或横径上。当胎头枕骨达骨盆底时向左前方行内旋转45°，使枕骨朝向耻骨联合。当枕骨下凹抵达耻骨弓下时，以此处为支点，胎头继续俯屈，会阴前缘相继娩出颏、面及额部，随后枕骨自耻骨弓下娩出。

【对产程及母儿影响】

（一）对产程的影响

因胎臀周径小于胎头，不能紧贴子宫下段及宫颈内口，影响宫颈扩张进程，容易发生活跃期延长及停滞。

（二）对母体的影响

胎臀形状不规则，前羊膜囊压力不均匀，易致胎膜早破，导致产褥感染机会增加。胎先露部扩张宫颈及刺激宫旁神经丛的张力不如头先露，易导致继发性宫缩乏力和产后出血。无论阴道助产还是剖宫产，均使产妇手术产率增多。若宫口未开全强行牵拉，容易造成宫颈撕裂甚至累及子宫下段。

（三）对胎儿及新生儿的影响

胎膜早破易致早产，脐带脱垂发生率是头先露的 10 倍，臀先露后出胎头时，胎头需变形方可通过骨盆，脐带受压于胎头与宫颈、盆壁间，导致胎儿低氧血症及酸中毒的发生，严重者有新生儿窘迫甚至死亡。臀先露新生儿出生后 1 分钟低 Apgar 评分率常高于头先露。另外，胎体娩出时宫口未必开全，而此时强行娩出胎头易直接损伤胎头及头颈部神经肌肉，导致脑幕撕裂、脊柱损伤、颅内出血、臂丛神经麻痹、胸锁乳突肌血肿及死产。

【处理】

（一）妊娠期

妊娠 30 周前，大部分臀先露能自行转为头先露，无需处理。若妊娠 30 周后仍为臀先露应予矫正。矫正方法有：

1. 胸膝卧位

嘱孕妇排空膀胱，松解裤带，胸膝卧位如图 13-17 所示，2～3 次/日，15 分钟/次，一周后复查。胸膝卧位有可能使胎臀退出盆腔，以利胎儿借助改变重心自然完成头先露的转位。亦可取胎背对侧侧卧，促进胎儿俯屈转位。

2. 针灸和激光照射

针灸、激光照射或艾灸至阴穴（足小趾外侧趾甲角旁 0.1 寸），近年来常用激光。1 日，15～30 分钟/次，1～2 周为一疗程。

3. 外倒转术（external cephalic version，ECV）

医师通过向孕妇腹壁施加压力，用手向前或向后旋转胎儿，使其由臀位或横位变成头位的一种操作。虽然存在胎盘早剥、胎儿窘迫、母胎出血、胎膜早破、早产等潜在风险，但发生率低，因此，ECV 仍然是一个有价值的相对安全的手术操作。一般建议 36～37 周后，排除 ECV 禁忌证后选择适宜人群，在严密监测下实施。术前必须做好紧急剖宫产的准备，在超声及电子胎心监护下进行。

（二）分娩期

临产初期应根据产妇年龄、本次妊娠经过、胎产次、骨盆类型、臀先露类型、胎儿大小、胎儿是否存活及发育是否正常以及有无合并症等，决定正确的分娩方式。

1. 择期剖宫产手术指征

骨盆狭窄、瘢痕子宫、胎儿体重大于 3500g、胎儿生长受限、胎儿窘迫、胎头仰伸位、有难产史、妊娠合并症、脐带先露、完全和不完全臀先露等。

2. 经阴道分娩

一旦决定经阴道分娩者应行如下处理：

（1）第一产程：尽可能防止胎膜过早破裂，产妇取侧卧位休息，减少站立走动，予以足够的水分和营养，不灌肠、少做阴道检查，不用缩宫素引产。一旦破膜，应立即听胎心。胎心有异常者需检查有无脐带脱垂。如发现有脐带脱垂，宫口未开全，胎心尚好，应立即行剖宫产抢救胎儿；如无脐带脱垂，可以继续严密观察胎心及产程进展。当宫缩时在阴道外口见胎足时，此时宫颈口往往仅扩张 4～5cm，不可误认为宫口已开全。当宫缩时用无菌巾以手掌堵住阴道口，阻止胎臀娩出，以利于宫颈和阴道充分扩张，待宫口开全、阴道充分扩张后，才能让胎臀娩出。在"堵"的过程中，应每隔 10～15 分钟听胎心一次，并注意宫颈口是否开全。不能等宫口完全开全再堵，容易引起胎儿窘迫甚至子宫破裂。

（2）第二产程：做好接产前导尿准备，初产妇应行会阴后－侧切开术。有 3 种娩出方式：①臀助产术：胎臀自然娩出至脐部后，由接产者协助胎肩及胎头的娩出，通过滑脱法助娩胎肩，即术者右手握持上提胎儿双足，使胎体向上侧屈后肩显露于会阴前缘，左手示、中指伸入阴道内顺胎儿后肩及上臂滑行屈其肘关节，使上举胎手按洗脸样动作顺胸前滑出阴道。同时后肩娩出，再向下侧伸胎体使前肩自然由耻骨弓下娩出。也可用旋转胎体法助娩胎肩，即术者双手握持胎臀，逆时针方向旋转胎体同时稍向下牵拉，先将前肩娩出于耻骨弓下，再顺时针方向旋转娩出后肩。胎肩及上肢全部娩出后，将胎背转向前方，胎体骑跨在术者左前臂上，同时术者左手中指伸入胎儿口中，食指及环指扶于两侧上颌骨，术者右手中指压低胎头枕骨助其俯屈，食指和环指置于胎儿两侧锁骨上（避开锁骨上窝），先向下方牵拉至胎儿枕骨结节抵于耻骨弓下时，再将胎体上举，以枕部为支点，相继娩出胎儿下颏、口、鼻、眼及额。助娩胎头下降困难时，可用后出胎头产钳助产分娩。产钳助产可避免用手强力牵拉所致的胎儿锁骨骨折、颈椎脱臼及胸锁乳突肌血肿等损伤，但需将产钳头弯扣在枕颏径上，并使胎头充分俯屈后娩出。②臀牵引术：接产者牵拉娩出全部胎儿，通常因胎儿损伤大而禁用。③自然分娩：极少见，仅见于经产妇、胎儿小、宫缩强、骨产道宽大者。

臀位分娩时应注意：脐部娩出后一般应于 8 分钟内结束分娩，以免因脐带受压而致死产；胎头娩出时不应猛力牵拉，以防胎儿颈部过度牵拉造成臂丛神经麻痹及颅骨剧烈变形引起大脑镰及小脑幕等硬脑膜撕裂而致颅内出血。

（3）第三产程：继发子宫收缩乏力易使产程延长导致产后出血，应肌注缩宫素或前列腺素制剂预防产后出血，同时应积极抢救新生儿窒息。行手术操作及有软产道损伤时，应及时检查并缝合，给予抗生素预防感染。

六、肩先露

胎先露部为肩，称为肩先露。为对母儿最不利的胎位。此时胎体横卧于骨盆入口之上，胎体纵轴与母体纵轴相垂直。占妊娠足月分娩总数的 0.25%。以肩胛骨为指示点，有肩左前、肩左后、肩右前、肩右后 4 种胎方位。除死胎及早产儿胎体可折叠娩出外，足月活胎不可能经阴道娩出。若不及时处理，容易造成子宫破裂，威胁母儿生命。

【原因】

与臀先露相类似，但不完全相同。常见原因：①经产妇腹壁过度松弛，如悬垂腹时子宫前倾使胎体纵轴偏离骨产道，斜向一侧或呈横产式；②未足月胎儿，尚未转至头先露时；③胎盘前置；④子宫畸形或肿瘤；⑤羊水过多；⑥骨盆狭窄。

【诊断】

（一）腹部检查

子宫呈横椭圆形，宫底高度低于孕周，宫底部触不到胎头或胎臀，耻骨联合上方空虚；宫体横径较正常妊娠宽，一侧可触到胎头，另侧触到胎臀。肩前位时，胎背朝向母体腹壁，触之平坦；肩后位时，可触及不规则的小肢体。在脐周两侧胎心听诊最清晰。腹部检查多能进行准确定位。

（二）阴道检查

肩先露的判断需在胎膜已破、宫口开大的情况下行阴道检查。横位临产时胎膜多已破，阴道检查可触及胎儿肩胛骨或肩峰、肋骨及腋窝等，腋窝尖端指向胎儿头端及肩部位，据此可决定胎头在母体左或右侧。肩胛骨朝向母体后方为肩后位，反之为肩前位。若胎手已脱出于阴道口外，可用握手法鉴别是胎儿左手或右手，因检查者只能与胎儿同侧的手相握。可运用前反后同原则：如肩左前位时脱出的是右手，只能与检查者的右手相握；肩左后位时脱出的是左手，检查者只能用左手与之相握；同样可依次类推。

（三）超声检查

通过检测胎头、脊柱、胎心等，准确诊断出肩先露，并能确定具体胎方位。

【对产程及母儿的影响】

（一）对产程的影响

肩先露时宫颈不能开全，胎体嵌顿于骨盆上方。若双胎妊娠第一儿娩出后，而第二儿发生肩先露（如未及时处理），可致胎先露部下降停滞及第二产程延长。

（二）对母体的影响

肩先露很难有效扩张子宫下段及宫颈内口，易致宫缩乏力；对前羊膜囊压力不均又易导致胎膜早破，破膜后宫腔容积缩小，胎体易被宫壁包裹、折叠；随着产程进展胎肩及胸廓一部分被挤入骨盆入口，胎儿颈部进一步侧屈使胎头折向胎体腹侧，嵌顿在一侧髂窝，胎臀则嵌顿在对侧髂窝或折叠在宫腔上部，胎肩先露侧上肢脱垂入阴道，另一侧上肢脱出于阴道口外，形成对母体最不利的忽略性（嵌顿性）肩先露（图 13-22），直接阻碍产程进展，导致产程停滞。随着宫缩不断增强，可形成先兆子宫破裂的病理缩复环。嵌顿性肩先露时，妊娠足月无论活胎或死胎均无法经阴道自然娩出，还可增加手术产及术中术后出血、感染等机会。

（三）对胎儿的影响

胎先露部不能有效衔接，对前羊膜囊压力不均，发生胎膜早破，可致脐带及上肢脱垂，直接增加胎儿窘迫甚至死产率。妊娠足月活胎均需手术助产，若处理不及时，形成嵌顿性肩先露时，增加手术助产难度和分娩损伤。

【处理】

（一）妊娠期

定期产前检查，及时发现并纠正肩先露，方法同臀先露［胸膝卧位、激光照射（或艾灸）至阴穴]。上述矫正方法无效，应试行外倒转术转成头先露，并包扎腹部以固定胎头。若仍未成功，应提前住院待产。

（二）分娩期

应根据胎儿大小、胎产次、胎儿存活与否、宫颈扩张程度、胎膜破裂与否以及有无并发症等，决定分娩方式。

1. 足月活胎

初产妇无论宫口扩张程度以及胎膜是否破裂，应行剖宫产术。经产妇首选剖宫产分娩；若宫口开大 5cm 以上，胎膜已破，羊水未流尽，胎儿不大，可在全身麻醉或硬膜外麻醉下行内转胎位术，转成臀先露后分娩。双胎妊娠第一胎儿娩出后未及时固定第二胎儿胎位，由于宫腔容积骤减使第二胎儿变成肩先露时，应立即行内转胎位术，使第二胎儿转成臀先露娩出。

2. 出现先兆子宫破裂或子宫破裂征象

不论胎儿死活，为抢救产妇生命，均应行剖宫产术；子宫破裂口大、有感染者可切除子宫。

3. 胎儿已死、无先兆子宫破裂

需在宫口开全及全麻下，行断头术或碎胎术。术后常规检查子宫下段、宫颈及阴道等软产道有无裂伤，及时给予修补缝合，并预防产后出血及产褥感染。

七、复合先露

胎头或胎臀伴有四肢（上肢或下肢）作为先露部同时进入骨盆入口，称为复合先露。发生率为 0.08%～0.1%。常发生于早产时，以胎头与一手或一前臂的复合先露多见。

【原因】

胎先露部与骨盆入口未能完全嵌合留有空间时，或者胎先露周围有空隙时均可使小肢体滑入骨盆而形成复合先露。常见原因有胎头高浮、骨盆狭窄、胎位异常、胎膜早破、早产、羊水过多、经产妇腹壁松弛及双胎妊娠等。

【诊断】

产程进展缓慢，常在行阴道检查时发现复合先露。以胎头和手复合先露最常见，应注意与肩先露及臀先露相鉴别。

【处理】

发现复合先露时，首先应除外头盆不称。确认无头盆不称后，让产妇向脱出肢体的对侧侧卧，肢体常可自然回缩。若复合先露部分均已入盆，可待宫口近开全或开全后上推肢体还纳，然后宫底加压助胎头下降经阴道助产分娩；若还纳失败，阻碍胎头下降时，宜行剖宫产分娩。若胎臀并手复合先露，一般不影响分娩，无需特殊处理。若有明显的头盆不称或伴有胎儿窘迫征象，应尽早行剖宫产。

参考文献

［1］ 尚红，王毓三，申子瑜．全国临床检验操作规程［M］．4版．中华人民
共和国国家卫生和计划生育委员会医政医管司．北京：人民卫生出版
社，2015.

［2］ 中华人民共和国卫生部．血细胞分析参考区间：WS/T 405—2012，北京：
中国标准出版社，2012.

［3］ 中华人民共和国卫生部．临床常用生化检验项目参考区间 第1部分：血
清丙氨酸氨基转移酶、天门冬氨酸氨基转移酶、碱性磷酸酶和γ-谷氨酰
基转移酶：WS/T 404.1—2012．北京：中国标准出版社，2012.

［4］ 中华人民共和国卫生部．临床常用生化检验项目参考区间 第2部分：血
清总蛋白、白蛋白：WS/T 404.2—2012．北京：中国标准出版社，2012.

［5］ 中华人民共和国卫生部．临床常用生化检验项目参考区间 第3部分：血
清钾、钠、氯：WS/T 404.3—2012．北京：中国标准出版社，2012.

［6］ 中华人民共和国国家卫生和计划生育委员会．临床常用生化检验项目参考
区间 第5部分：血清尿素、肌酐：WS/T 404.5—2015．北京：中国标准
出版社，2015.